Hipnoterapia:
Certificación para Terapeutas Holísticos

Dra. Isis Estrada

Holos Arts Project

Hipnoterapia:

Certificación para Terapeutas Holísticos

Dra. Isis Estrada

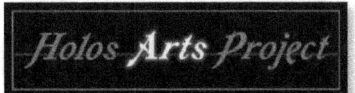

Editorial: Holos Arts Project

Todos los derechos reservados - Copyright ©2024 Isis Estrada

Nota del Editor: todos los derechos del presente libro están reservados. Ninguna parte puede ser utilizada o reproducida por ningún medio, gráfico, electrónico o mecánico, incluyendo fotocopia, grabación, o por cualquier sistema de recuperación de almacenamiento de información sin el permiso por escrito de la autora, excepto en el caso de breves citas incluidas en artículos y reseñas críticas.

El presente libro no busca sustituir un tratamiento clínico; ni tampoco es una formación académica. Su objetivo es servir de manual a los terapeutas holísticos cuando requieran realizar hipnosis efectivas a sus pacientes como una forma de terapia complementaria.

Acerca de la Autora:

La terapeuta Isis Estrada, es maestra en psicología y doctora en metafísica; graduada de University of Minnesota E.U.A. y la Universidad Antonio de Nebrija, de España. Por varias décadas ha sido catedrática en diversas universidades de su país natal, México; es también autora de variados libros relacionados con las terapias alternativas y el misticismo, los cuales han sido publicados al español y al inglés. En la actualidad es directora general del Centro de Terapias Alternativas "Sendero Místico", de la Ciudad de México; así como miembro y proveedor autorizado de cursos por parte de "The International Guild of Complementary Therapists", de Londres Inglaterra (IGCT).

Acerca de la Editorial:

Holos Arts Project es un grupo dedicado a la producción artística, editorial y educativa. Holos Arts Project se enfoca a la creación de libros, música, fotografía y cursos sobre temas relacionados con el arte, la psicología, y las terapias holísticas. Está dirigido por los esposos Isis Estrada y Carlos Robles Cruz.

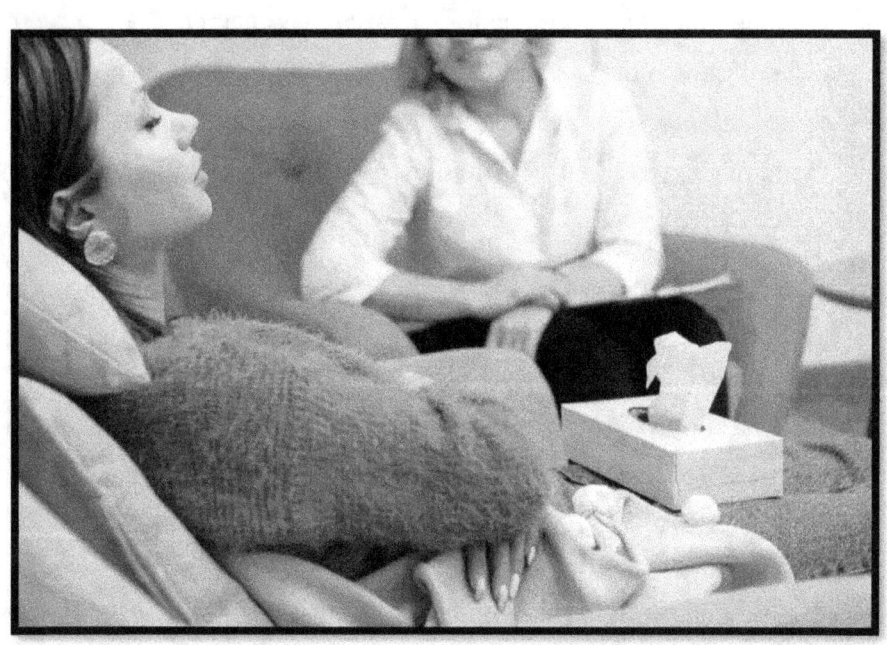

CONTENIDO:

Introducción 9

Capítulo 1: Fundamentos de la Hipnoterapia 13

Capítulo 2: Historia y Evolución de la Hipnoterapia 17

Capítulo 3: La Nueva Hipnosis: Milton H. Erickson. 20

Capítulo 4: Neurociencia de la Hipnosis 23

Capítulo 5: Estados de Conciencia y Trance Hipnótico 26

Capítulo 6: Modelos Teóricos de la Hipnoterapia 31

Capítulo 7: Lenguaje Hipnótico y Sugerencias 34

Capítulo 8: Inducción Hipnótica 38

Capítulo 9: Profundización del Trance 42

Capítulo 10: Técnicas de Sugestión Parte I 46

Capítulo 11: Técnicas de sugestión, Parte II 49

Capítulo 12: Técnicas de Visualización y Metáforas 53

Capítulo 13: Evaluación y Preparación del Paciente 57

Capítulo 14: Manejo de Resistencias y Obstáculos 61

Capítulo 15: Diseño y Estructura de Sesiones Hipnóticas 64

Capítulo 16: Hipnoterapia para la Ansiedad y el Estrés 67

Capítulo 17: Hipnoterapia para el Dolor Crónico 72

Capítulo 18: Hipnoterapia para Trastornos del Sueño 77

Capítulo 19: Hipnoterapia para Trastornos Alimenticios 83

Capítulo 20: Hipnoterapia en la Gestión del Peso 89

Capítulo 21: Hipnoterapia para Adicciones 94

Capítulo 22: Hipnosis y Trauma 98

Capítulo 23: Hipnosis para el Desempeño y el Logro de Metas 103

Capítulo 24: Ética y Profesionalismo en Hipnoterapia 109

Conclusiones 112

Bibliografía Resumida 114

Sobre la Editorial 115

Sobre la Autora 116

Otros libros de Isis Estrada 117

Lecturas Recomendadas 123

Introducción

La hipnoterapia, con su misteriosa mezcla de ciencia y arte, ha capturado la imaginación y el interés de terapeutas y pacientes por igual durante siglos. El presente libro, "Hipnoterapia: Certificación para Terapeutas Holísticos", nace con el propósito de brindar a los terapeutas una formación completa, que no solo abarque los fundamentos y técnicas de la hipnoterapia, sino que también integre una visión holística del ser humano, reconociendo la importancia de su dimensión espiritual.

En la práctica clínica moderna, la hipnoterapia se destaca como una herramienta invaluable, capaz de ofrecer alivio y transformación en una amplia gama de condiciones. Desde la reducción de la ansiedad hasta el manejo del dolor crónico, la hipnosis ha demostrado su eficacia en innumerables estudios y casos clínicos. La capacidad de la hipnoterapia para acceder al inconsciente y facilitar cambios profundos la convierte en una adición poderosa al repertorio de cualquier terapeuta. En un mundo donde el estrés y la complejidad de la vida diaria afectan cada vez más nuestra salud mental y física, la hipnoterapia ofrece un camino hacia la sanación y el bienestar.

Mi interés en la hipnoterapia surgió hace muchos años, durante mi formación en psicología. Fue en una de mis primeras prácticas clínicas cuando vi por primera vez cómo una sesión de hipnosis ayudó fuertemente a un paciente a superar un evento traumático de su pubertad. La transformación que presencié fue tan profunda y rápida que despertó en mí una curiosidad insaciable por entender y dominar esta técnica. A partir de ese momento, me enfrasqué en el estudio de la hipnosis, explorando sus técnicas, sus aplicaciones modernas y, sobre todo, su capacidad para llegar a lo profundo de la mente humana.

El principal objetivo de este libro es proporcionar una capacitación en hipnoterapia. A lo largo de estas páginas, los terapeutas encontrarán no solo procedimientos y teorías, sino también un enfoque que considera al ser humano en su totalidad. La hipnoterapia, en su mejor expresión, no solo trata síntomas, sino que también busca armonizar la mente, el cuerpo y el espíritu. Este enfoque holístico es esencial para aquellos que desean no solo curar, sino también inspirar y transformar la vida de sus pacientes.

La formación ofrecida en este libro va más allá de las técnicas básicas de hipnosis, profundizando en aspectos especializados que permitirán a los terapeutas abordar en la práctica una amplia gama de condiciones y necesidades de sus pacientes. Además, se enfatiza la importancia de la autohipnosis como una herramienta que los terapeutas pueden enseñar a sus pacientes para fomentar la autoeficacia y el bienestar continuo.

Recuerdo claramente uno de los casos más impactantes de mi carrera, donde utilicé la hipnoterapia para ayudar a un oficial de las fuerzas armadas a superar el trastorno de estrés postraumático. A través de sesiones cuidadosamente diseñadas, logramos que él pudiera revivir y procesar su trauma de una manera segura y controlada. Este caso reafirmó mi convicción de que la hipnoterapia no solo tiene el poder de sanar, sino también de devolver la esperanza y la paz a quienes más lo necesitan.

La estructura de este libro está pensada para ofrecer una experiencia de aprendizaje equilibrada y enriquecedora. Comenzamos con los fundamentos de la hipnoterapia, explorando definiciones, conceptos básicos y desmitificando las ideas erróneas que a menudo rodean a la hipnosis. A medida que avanzamos, nos adentramos en la historia y evolución de la hipnoterapia, destacando figuras clave como James Braid y Milton Erickson, cuyas innovaciones han moldeado la práctica contemporánea.

Nos concentraremos luego en la neurociencia de la hipnosis, donde exploramos cómo esta afecta al cerebro y al sistema nervioso. La comprensión de los estados de conciencia y el trance hipnótico es fundamental para cualquier hipnoterapeuta, y dedicamos un capítulo completo a identificar y manejar diferentes profundidades de trance.

El lenguaje hipnótico y las sugerencias son elementos cruciales en la práctica de la hipnoterapia. Aquí, aprenderán sobre la importancia de la voz, el tono y la formulación de sugerencias efectivas. Las técnicas de inducción hipnótica y profundización del trance se abordan en capítulos dedicados a esos temas, proporcionando métodos sencillos y modernos que los terapeutas pueden aplicar en su práctica diaria.

A medida que progresamos, el libro se adentra en técnicas avanzadas de sugestión, visualización y el uso de metáforas terapéuticas. La evaluación y preparación del paciente, junto con estrategias para manejar resistencias y obstáculos, son esenciales para el éxito terapéutico y se cubren con detalle para garantizar que los terapeutas estén bien equipados para enfrentar desafíos clínicos.

Las aplicaciones clínicas de la hipnoterapia abarcan una amplia gama de condiciones, desde la ansiedad y el estrés hasta el dolor crónico, los trastornos del sueño, las adicciones y más. Cada capítulo dedicado a estas áreas ofrece técnicas específicas, así como ejemplos de hipnosis enfocadas a tratar cada una de estas problemáticas, cuando se presentan en el paciente.

Finalmente, abordamos la ética y el profesionalismo en la práctica de la hipnoterapia, asegurando que los terapeutas no solo sean efectivos en su trabajo, sino que también operen con los más altos estándares de integridad y respeto hacia sus pacientes.

El presente libro es un curso en toda la extensión de la palabra, que sigue los estándares mundiales del tema. La certificación que acompaña al libro está avalada por The International Guild of Complementary Therapists (IGCT), de Inglaterra, una organización de la cual soy miembro. Todo aquel que haya completado el curso, puede solicitar su diploma de finalización, personalizado con nombre y fecha, el cual es expedido por el Centro de Terapias Alternativas Sendero Místico, de la Ciudad de México, del cual soy directora general. En la última parte del libro, doy explicaciones más amplias sobre cómo solicitar el diploma al correo holosartsproject@gmail.com

"Hipnoterapia: Certificación para Terapeutas Holísticos" es más que un simple manual técnico; es una invitación a explorar y abrazar una práctica que tiene el poder de transformar vidas. Te invitamos a embarcarte en este viaje con curiosidad y apertura, sabiendo que cada técnica aprendida y cada concepto entendido no solo te capacitarán como hipnoterapeuta, sino que también te enriquecerán como ser humano. Este libro es tu compañero en el camino hacia la excelencia terapéutica, fomentando un enfoque integral que promueva el bienestar total de tus futuros pacientes.

Con gratitud y dedicación, esperamos que encuentres en estas páginas la inspiración y el conocimiento necesarios para hacer una diferencia significativa en el mundo a través de la hipnoterapia. Mis experiencias personales y profesionales me han mostrado el poder transformador de esta técnica, y estoy emocionada de compartir este conocimiento contigo. Que este libro sea una guía y una fuente de inspiración en tu camino hacia el dominio de la hipnoterapia.

Dra. Isis Estrada,
Holos Arts Project,
y el Centro de Terapias Alternativas Sendero Místico.
Junio del 2024.

Capítulo 1

Fundamentos de la Hipnoterapia

La hipnoterapia, como disciplina, abre una puerta fascinante hacia la mente humana, permitiendo explorar y sanar desde un lugar profundo y transformador. En este primer capítulo, nos adentraremos en los fundamentos de la hipnoterapia, estableciendo una base sólida sobre la cual construir el conocimiento y las habilidades necesarias para convertirte en un terapeuta holístico y consciente.

Definición y Conceptos Básicos

La hipnoterapia se define como el uso terapéutico de la hipnosis para tratar una variedad de condiciones físicas y psicológicas. Es un proceso en el que un hipnoterapeuta capacitado utiliza técnicas específicas para inducir un estado de trance en el paciente. Este estado de trance es una forma de conciencia alterada donde la mente consciente y la inconsciente se vuelven más receptivas a las sugestiones terapéuticas.

La hipnosis, por su parte, es el estado de concentración focalizada y relajación profunda que permite a una persona acceder a su mente inconsciente. Este estado no es ni sueño ni vigilia, sino una experiencia intermedia donde la persona se siente relajada y altamente receptiva.

Uno de los conceptos básicos en la hipnoterapia es la sugestionabilidad, que se refiere a la capacidad del individuo para aceptar y actuar sobre las sugestiones. La sugestionabilidad varía de una persona a otra y puede influir en la efectividad de la hipnoterapia.

Diferencias entre Hipnosis, Hipnoterapia y Otros Enfoques Terapéuticos

Es fundamental distinguir entre hipnosis, hipnoterapia y otros enfoques terapéuticos para comprender plenamente el alcance y las aplicaciones de cada uno.

Hipnosis: Es un estado natural de la mente caracterizado por una alta concentración y relajación. Puede ocurrir de forma espontánea (como cuando estamos absortos en una tarea o película) o ser inducido por un hipnoterapeuta. La hipnosis en sí misma no es terapéutica, sino que es una herramienta que permite acceder a la mente inconsciente.

Hipnoterapia: Es el uso terapéutico de la hipnosis para tratar problemas específicos. A diferencia de la hipnosis, que solo implica la inducción del trance, la hipnoterapia utiliza este estado para implementar técnicas y sugestiones terapéuticas que buscan resolver problemas emocionales, psicológicos o físicos.

Otros Enfoques Terapéuticos: Existen numerosos enfoques terapéuticos como la psicoterapia cognitivo-conductual, la terapia Gestalt, la terapia humanista, entre otros. Cada uno tiene su propia metodología y teoría subyacente. La hipnoterapia puede ser complementaria a estos enfoques, integrándose para potenciar los resultados del tratamiento.

Tipos de Hipnosis

A lo largo de la historia y el desarrollo de la hipnoterapia, se han identificado varios tipos de hipnosis, cada uno con sus características y aplicaciones particulares:

Hipnosis Tradicional: También conocida como hipnosis clásica, esta forma utiliza comandos directos y sugestiones claras. Es comúnmente utilizada para tratar hábitos como fumar o morderse las uñas. Su efectividad puede depender en gran medida de la sugestionabilidad del paciente.

Hipnosis Ericksoniana: Desarrollada por Milton H. Erickson, esta forma de hipnosis utiliza un lenguaje más indirecto y metafórico. Se centra en la narrativa y en el aprovechamiento de los recursos internos del paciente. Es especialmente útil en la psicoterapia debido a su enfoque flexible y adaptativo.

Hipnosis Cognitiva: Esta forma de hipnosis combina principios de la terapia cognitivo-conductual con técnicas hipnóticas. Se utiliza para cambiar patrones de pensamiento negativos y comportamientos disfuncionales.

Autohipnosis: Es la técnica de inducir un estado hipnótico para uno mismo. Es útil para la autogestión del estrés, la mejora del rendimiento y el desarrollo personal. Enseñar a los pacientes autohipnosis, puede empoderarlos y proporcionarles herramientas para su propio bienestar.

Hipnosis Clínica: Es una forma de hipnosis utilizada en entornos médicos para el control del dolor, el manejo del estrés prequirúrgico, y otras aplicaciones médicas. Requiere una formación específica y está respaldada por una creciente cantidad de investigaciones científicas.

Mitos y Realidades sobre la Hipnosis

La hipnosis, a pesar de su creciente aceptación y uso, aún está rodeada de numerosos mitos que pueden generar malentendidos y escepticismo. Desentrañar estos mitos es crucial para una práctica ética y efectiva de la hipnoterapia.

Mito 1: La Hipnosis es una Forma de Control Mental
Realidad: La hipnosis no es control mental. El paciente siempre tiene el control y puede rechazar cualquier sugestión que no le parezca adecuada. La hipnosis no puede obligar a una persona a hacer algo en contra de su voluntad o valores.

Mito 2: Solo las Personas Débiles de Mente Pueden Ser Hipnotizadas
Realidad: La capacidad de ser hipnotizado no está relacionada con la debilidad mental. De hecho, las personas con gran concentración y creatividad suelen ser más susceptibles a la hipnosis. La sugestionabilidad es una característica inherente que varía entre individuos, pero no es un signo de debilidad.

Mito 3: Las Personas Hipnotizadas No Recuerdan Nada de lo que Sucedió Durante la Sesión
Realidad: La mayoría de las personas recuerdan lo que ocurre durante una sesión de hipnosis. Aunque la memoria puede ser más difusa, especialmente si se ha inducido un trance profundo, los pacientes generalmente están conscientes y pueden recordar los eventos y sugerencias.

Mito 4: La Hipnosis Puede Hacer que las Personas Revelen Secretos Contra su Voluntad
Realidad: Bajo hipnosis, las personas no pierden el control de sus facultades mentales ni revelan información que no desean compartir. La mente inconsciente sigue protegiendo los secretos personales y las barreras éticas del individuo.

Mito 5: La Hipnosis es Peligrosa
Realidad: Cuando es realizada por un profesional capacitado, la hipnosis es segura y no tiene efectos secundarios adversos. Como cualquier técnica terapéutica, debe ser practicada con ética y conocimiento. Los peligros potenciales suelen estar relacionados con el mal uso o la falta de formación adecuada del hipnoterapeuta.

Entender los fundamentos de la hipnoterapia es el primer paso hacia su práctica efectiva y ética. La hipnosis y la hipnoterapia ofrecen herramientas poderosas para el cambio y la sanación. Al desmitificar la hipnosis y comprender sus aplicaciones y limitaciones, los futuros hipnoterapeutas pueden abordar su práctica con confianza y sensibilidad, integrando una visión holística que promueva el bienestar integral de sus pacientes.

A lo largo de este libro, exploraremos las técnicas y teorías que sustentan la hipnoterapia, siempre con el objetivo de formar profesionales competentes y conscientes del impacto profundo que pueden tener en la vida de quienes buscan su ayuda. Con una base sólida en los conceptos y fundamentos, estamos listos para adentrarnos en el fascinante mundo de la hipnoterapia y descubrir su verdadero potencial transformador.

Te invito a mantener una mente abierta y curiosa, preparándote para aprender y crecer como terapeuta holístico. La hipnoterapia no es solo una técnica; es una puerta hacia un entendimiento más profundo del ser humano y una herramienta poderosa para la transformación personal y colectiva.

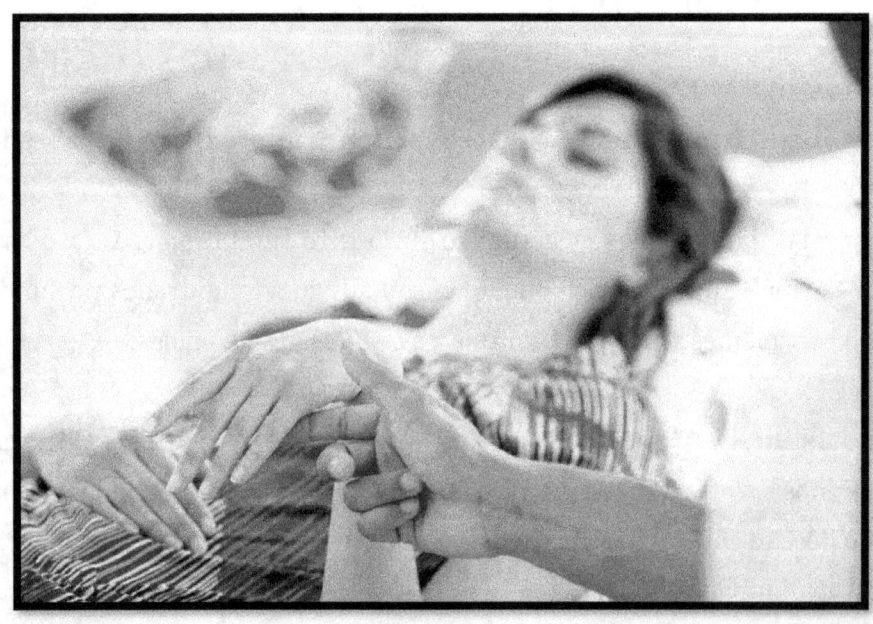

Capítulo 2
Historia y Evolución de la Hipnoterapia

La hipnoterapia, en su fascinante viaje a través del tiempo, ha evolucionado desde prácticas misteriosas y controvertidas hasta convertirse en una herramienta terapéutica respetada y científicamente respaldada. Para entender plenamente el alcance y la importancia de la hipnoterapia en la actualidad, es esencial explorar sus orígenes, las figuras clave que la han moldeado y su aceptación gradual en la medicina moderna.

Orígenes de la Hipnosis:
Desde Mesmer hasta la Hipnoterapia Contemporánea

Los orígenes de la hipnosis se remontan a tiempos antiguos, con registros de prácticas similares en diversas culturas. Sin embargo, la historia moderna de la hipnosis comienza con Franz Anton Mesmer, un médico alemán del siglo XVIII. Mesmer desarrolló la teoría del "magnetismo animal", creyendo que existía una fuerza invisible que podía influir en la salud de las personas. Mesmer utilizaba imanes y gestos teatrales para inducir estados de trance en sus pacientes, convencido de que estaba manipulando esta fuerza magnética para curar enfermedades.

A pesar de que las teorías de Mesmer fueron desacreditadas por la comunidad científica de la época, su trabajo sentó las bases para el desarrollo posterior de la hipnosis. La fascinación y el misterio que rodeaban a sus prácticas despertaron el interés de muchos médicos y científicos, quienes comenzaron a investigar el fenómeno con mayor rigor.

En el siglo XIX, James Braid, un cirujano escocés, dio un paso crucial en la evolución de la hipnosis. Braid acuñó el término "hipnosis" (del griego "hypnos", que significa sueño), aunque posteriormente intentó cambiarlo a "monoideismo" para reflejar mejor la naturaleza del estado hipnótico como una concentración focalizada. Braid abandonó las ideas de Mesmer sobre el magnetismo y se centró en la sugestión y la concentración como las verdaderas claves del trance hipnótico. Su trabajo ayudó a separar la hipnosis de las creencias pseudocientíficas y a establecerla como un campo legítimo de estudio.

Otro nombre fundamental en la historia de la hipnosis es Jean-Martin Charcot, un neurólogo francés del siglo XIX, quien utilizó la hipnosis en el tratamiento de la histeria. Aunque sus métodos eran más demostrativos que terapéuticos, Charcot atrajo la atención de otros médicos y científicos hacia el potencial clínico de la hipnosis. Entre sus discípulos se encontraba Sigmund Freud, quien inicialmente exploró la hipnosis antes de desarrollar el psicoanálisis. Aunque Freud eventualmente abandonó la hipnosis, su trabajo ayudó a legitimar su estudio y aplicación.

A principios del siglo XX, Milton H. Erickson revolucionó la hipnosis con su enfoque innovador y flexible. Erickson, un psiquiatra estadounidense, utilizó técnicas de sugestión indirecta y metáforas para acceder a los recursos internos de sus pacientes. Su estilo conversacional y su capacidad para adaptar las técnicas hipnóticas a las necesidades individuales de cada paciente marcaron un cambio significativo en la práctica de la hipnoterapia. Erickson es ampliamente reconocido como el padre de la hipnosis moderna, y su enfoque sigue siendo una influencia dominante en el campo.

Otro contribuyente importante fue Dave Elman, quien desarrolló métodos rápidos de inducción hipnótica que son ampliamente utilizados en la práctica clínica y en la enseñanza de la hipnoterapia. Elman enfatizó la simplicidad y efectividad de las técnicas, haciendo la hipnosis accesible para una mayor audiencia de terapeutas y profesionales de la salud.

Desarrollo y Aceptación en la Medicina Moderna

El camino hacia la aceptación de la hipnoterapia en la medicina moderna ha sido largo y a menudo desafiante. Durante gran parte del siglo XIX y principios del XX, la hipnosis fue vista con escepticismo y sospecha. Sin embargo, con el avance de la investigación científica y la validación empírica de sus beneficios, la hipnoterapia comenzó a ganar reconocimiento como una intervención legítima y efectiva.

Uno de los hitos más importantes en este proceso fue la formación de la Sociedad Británica de Hipnosis Médica en 1952, seguida de la Asociación Americana de Hipnosis Clínica en 1957. Estas organizaciones jugaron un papel crucial en la estandarización de las prácticas hipnóticas y en la promoción de investigaciones rigurosas. En 1955, la Asociación Médica Británica reconoció la hipnosis como una herramienta terapéutica válida, y en 1958, la Asociación Médica Americana siguió su ejemplo, lo que representó un gran paso hacia la aceptación generalizada.

En las décadas siguientes, numerosos estudios han demostrado la eficacia de la hipnoterapia en una variedad de contextos clínicos, desde el manejo del dolor hasta el tratamiento de trastornos de ansiedad y el apoyo a procedimientos quirúrgicos. La neurociencia moderna ha proporcionado una comprensión más profunda de cómo la hipnosis afecta al cerebro, identificando cambios específicos en la actividad cerebral asociados con el estado hipnótico.

Hoy en día, la hipnoterapia es utilizada por una amplia gama de profesionales de la salud, incluidos médicos, psicólogos, dentistas y terapeutas, para tratar diversas condiciones físicas y emocionales. Su aplicación en el control del dolor crónico, la gestión del estrés, el tratamiento de fobias y la mejora del rendimiento deportivo ha sido bien documentada y respaldada por la investigación científica.

La historia de la hipnoterapia es una narrativa rica y multifacética que refleja la evolución de una práctica desde sus raíces en el misterio y la controversia hasta su lugar actual como una herramienta terapéutica respetada y científicamente validada. Desde Mesmer y su magnetismo animal hasta las innovaciones de Milton Erickson y el reconocimiento en la medicina moderna, la hipnoterapia ha recorrido un largo camino.

Al estudiar la historia y la evolución de la hipnoterapia, no solo ganamos una mayor apreciación por su profundidad y versatilidad, sino que también nos preparamos para aplicar estas técnicas con una comprensión más rica y matizada.

En los capítulos siguientes, exploraremos en detalle las técnicas y aplicaciones de la hipnoterapia, continuando este viaje de descubrimiento y crecimiento profesional. Al hacerlo, mantenemos vivo el legado de aquellos pioneros que nos precedieron, mientras nos esforzamos por llevar la hipnoterapia a nuevas alturas en el cuidado holístico del ser humano.

Capítulo 3

La Nueva Hipnosis: Milton H. Erickson

La historia de la hipnoterapia no estaría completa sin mencionar a Milton H. Erickson, una figura revolucionaria cuyo enfoque transformó la práctica de la hipnosis y la elevó a nuevas alturas. Este capítulo está dedicado a explorar la vida, la obra y el legado de Erickson, así como a comprender los fundamentos teóricos de su enfoque único.

Milton H. Erickson:
Un Revolucionario Enfoque de la Hipnosis

Milton H. Erickson nació en 1901 en Nevada, Estados Unidos, y desde una edad temprana mostró una mente inquisitiva y resiliente. A los 17 años, contrajo poliomielitis, lo que lo dejó temporalmente paralizado y confinado a una cama. Durante su recuperación, Erickson comenzó a observar atentamente las interacciones humanas y el poder de la sugestión y la comunicación no verbal. Estas observaciones sentaron las bases de su interés en la hipnosis.

Erickson se graduó en medicina y psiquiatría, y a lo largo de su carrera desarrolló un enfoque de la hipnosis que era radicalmente diferente de las técnicas tradicionales. A diferencia de los métodos directos y autoritarios que predominaban en su tiempo, Erickson adoptó un estilo más sutil, indirecto y colaborativo. Creía firmemente en la capacidad inherente del individuo para sanar y resolver sus propios problemas, y utilizaba la hipnosis como una herramienta para facilitar este proceso interno.

Una de las características más notables del enfoque de Erickson era su uso de metáforas, historias y sugestiones indirectas. En lugar de dar órdenes directas, empleaba un lenguaje que permitía al inconsciente del paciente encontrar soluciones y recursos propios. Este enfoque respetuoso y empático no solo hacía que la hipnosis fuera más accesible para una amplia variedad de pacientes, sino que también incrementaba su efectividad al trabajar con la resistencia interna.

La hipnosis Ericksoniana se basa en varios principios teóricos fundamentales que la distinguen de otras formas de hipnosis. A continuación, exploramos algunos de estos principios y su aplicación en la práctica clínica.

1. La Sugestión Indirecta y el Lenguaje Metafórico

Erickson creía que la mente inconsciente es más receptiva a las sugestiones cuando estas se presentan de manera indirecta y metafórica. En lugar de decirle a un paciente que "deje de fumar", podría contar una historia sobre una persona que descubrió una nueva pasión que llenó su vida, llevando implícitamente el mensaje de que encontrar un nuevo propósito puede facilitar el abandono de un hábito destructivo.

El uso de metáforas y narrativas permite que el paciente se conecte emocionalmente con la historia y encuentre paralelismos con su propia vida, facilitando el cambio de comportamiento desde dentro. Este enfoque también reduce la resistencia consciente, ya que el paciente no se siente obligado o presionado.

2. La Utilización de los Recursos Internos

Erickson tenía una fe profunda en la capacidad del individuo para acceder a sus propios recursos internos. Su papel como terapeuta era guiar al paciente para que descubriera y utilizara estos recursos para resolver sus problemas. Esto contrasta con enfoques más tradicionales, donde el terapeuta actúa como la principal fuente de conocimiento y autoridad.

En una sesión típica de hipnosis Ericksoniana, el terapeuta podría utilizar técnicas de relajación y visualización para ayudar al paciente a entrar en un estado de trance. Desde este estado de conciencia alterada, se facilita el acceso a recuerdos, habilidades y experiencias positivas que pueden ser aprovechadas para abordar el problema en cuestión.

3. El Trance Natural y la Flexibilidad Terapéutica

Erickson observó que las personas entran y salen de estados de trance natural a lo largo del día, como cuando están absortas en una actividad o en una conversación interesante. Utilizó esta observación para desarrollar técnicas que se alinearan con estos trances naturales, haciendo que la hipnosis se sintiera más orgánica y menos intrusiva.

La flexibilidad era otro pilar del enfoque Ericksoniano. Él creía que cada paciente es único y, por lo tanto, cada sesión debía adaptarse a las necesidades individuales. Esta adaptabilidad implicaba modificar técnicas en tiempo real, basándose en las respuestas del paciente y su progreso. Erickson utilizaba todo a su disposición, desde el tono de voz hasta el entorno físico, para crear una experiencia hipnótica personalizada.

4. El Papel de la Confusión y la Sobrecarga de Procesos

Una de las técnicas más intrigantes de Erickson era el uso de la confusión y la sobrecarga de procesos. Al presentar información compleja o contradictoria, Erickson lograba que la mente consciente del paciente se "apagase" temporalmente, permitiendo que el inconsciente fuera más receptivo a las sugestiones. Esta técnica, aunque parece paradójica, se basa en la idea de que la mente consciente tiene una capacidad limitada para procesar información, y al sobrecargarla, se facilita el acceso directo al inconsciente.

5. La Importancia de la Relación Terapéutica

Erickson creía que la relación entre el terapeuta y el paciente era fundamental para el éxito de la hipnoterapia. Esta relación debía basarse en la confianza, el respeto y la empatía. Erickson se esforzaba por comprender el mundo desde la perspectiva del paciente, adaptando su enfoque terapéutico para alinearse con las creencias y valores individuales. Esta conexión genuina no solo facilitaba la inducción hipnótica, sino que también potenciaba el proceso de sanación.

La contribución de Milton H. Erickson a la hipnoterapia no puede ser subestimada. Su enfoque revolucionario no solo transformó la práctica de la hipnosis, sino que también abrió nuevas vías para la intervención terapéutica. La hipnosis Ericksoniana, con su énfasis en la sugestión indirecta, la utilización de recursos internos, la flexibilidad terapéutica y la relación empática entre terapeuta y paciente, sigue siendo una influencia poderosa en el campo de la hipnoterapia moderna.

La obra de Erickson nos recuerda que, en el corazón de la hipnoterapia, se encuentra la creencia en el poder transformador del ser humano y en la capacidad de cada individuo para encontrar su propio camino hacia la sanación y el crecimiento.

Capítulo 4

Neurociencia de la Hipnosis

La hipnosis, con sus raíces profundas en la historia y su evolución continua, ha capturado la imaginación y el interés tanto de terapeutas como de científicos. En este capítulo, exploraremos las bases neurológicas de la hipnosis, cómo afecta al cerebro y al sistema nervioso, y revisaremos algunos de los estudios recientes que han desentrañado los misterios detrás de esta poderosa herramienta terapéutica.

Bases Neurológicas de la Hipnosis

La hipnosis es un estado especial de conciencia que se caracteriza por una mayor receptividad a las sugestiones y una profunda relajación. Para comprender cómo ocurre este fenómeno, es esencial explorar las bases neurológicas que lo sustentan.

En estado hipnótico, la actividad cerebral muestra patrones distintivos que difieren de los estados de vigilia normales. Utilizando técnicas de neuroimagen, como la resonancia magnética funcional (fMRI) y la electroencefalografía (EEG), los investigadores han identificado cambios específicos en la actividad cerebral durante la hipnosis.

Uno de los hallazgos más consistentes es la disminución de la actividad en la corteza cingulada anterior y la corteza prefrontal dorsolateral, regiones asociadas con la atención ejecutiva y la autoconciencia. Esta disminución permite que la mente consciente se relaje y se abra a la sugestión. Al mismo tiempo, se observa un aumento en la conectividad entre las áreas cerebrales responsables de la percepción sensorial y las emociones, facilitando una experiencia intensificada de las sugestiones hipnóticas.

Cómo la Hipnosis Afecta al Cerebro y al Sistema Nervioso

La hipnosis tiene efectos profundos y variados en el cerebro y el sistema nervioso, afectando tanto los procesos conscientes como los inconscientes. Estos efectos se pueden agrupar en varias categorías:

1. Modulación de la Percepción y la Sensación

Durante la hipnosis, el cerebro puede alterar significativamente la percepción y la sensación. Por ejemplo, la sugestión hipnótica puede reducir la percepción del dolor, un fenómeno conocido como analgesia hipnótica. Estudios han demostrado que la hipnosis puede disminuir la activación en las áreas del cerebro asociadas con la percepción del dolor, como la corteza somatosensorial y la ínsula, y aumentar la activación en áreas que modulan la respuesta al dolor, como la corteza prefrontal.

2. Cambios en la Conectividad Neural

La hipnosis también puede cambiar la conectividad neural entre diferentes regiones del cerebro. Un estudio reveló que durante la hipnosis, la conectividad entre la corteza prefrontal dorsolateral y la ínsula disminuye, mientras que la conectividad entre la ínsula y la red de modo predeterminado aumenta. Estos cambios en la conectividad pueden facilitar una mayor integración de la experiencia sensorial y emocional, permitiendo que las sugestiones hipnóticas sean más efectivas.

3. Activación de la Red de Modo Predeterminado

La red de modo predeterminado (DMN, por sus siglas en inglés) es una red de regiones cerebrales que se activan cuando la mente está en reposo y no centrada en el mundo exterior. Durante la hipnosis, la DMN se activa de manera similar a cuando estamos soñando despiertos o involucrados en la imaginación creativa. Esta activación puede facilitar el acceso a recuerdos y experiencias inconscientes, lo que es fundamental para muchas técnicas hipnoterapéuticas.

4. Regulación del Sistema Nervioso Autónomo

La hipnosis también tiene un impacto significativo en el sistema nervioso autónomo, que regula funciones corporales involuntarias como la frecuencia cardíaca, la respiración y la digestión. La inducción hipnótica puede activar la respuesta de relajación, reduciendo la actividad del sistema nervioso simpático (responsable de la respuesta de "lucha o huida") y aumentando la actividad del sistema nervioso parasimpático (que promueve la relajación y la recuperación). Esto puede explicar por qué la hipnosis es eficaz para reducir el estrés y la ansiedad.

Estudios Recientes y Hallazgos Científicos

La investigación sobre la hipnosis ha avanzado significativamente en las últimas décadas, proporcionando una base científica sólida para su uso terapéutico. A continuación, revisamos algunos de los estudios más recientes y sus hallazgos clave.

1. Analgesia Hipnótica y Manejo del Dolor

Un estudio publicado en la revista *Pain* (2020) investigó la efectividad de la hipnosis en el manejo del dolor crónico. Utilizando fMRI, los investigadores observaron que la hipnosis redujo la actividad en las áreas del cerebro asociadas con la percepción del dolor y aumentó la activación en las áreas que modulan la respuesta emocional al dolor. Los participantes del estudio informaron una disminución significativa en la intensidad del dolor y una mejoría en su calidad de vida.

2. Hipnosis y Ansiedad Prequirúrgica

Otro estudio, publicado en *The Lancet* (2019), exploró el uso de la hipnosis para reducir la ansiedad prequirúrgica en pacientes sometidos a cirugía cardíaca. Los resultados mostraron que los pacientes que recibieron hipnoterapia antes de la cirugía experimentaron niveles significativamente más bajos de ansiedad y necesitaron menos medicación sedante en comparación con el grupo de control. Las imágenes de fMRI revelaron una reducción en la actividad de la amígdala, una región del cerebro involucrada en la respuesta al miedo y la ansiedad.

3. Hipnosis y Trastornos del Sueño

Un estudio reciente publicado en *Sleep* (2021) investigó el efecto de la hipnosis en personas con insomnio crónico. Los participantes que recibieron sesiones de hipnoterapia mostraron mejoras significativas en la calidad del sueño, una disminución en el tiempo para conciliar el sueño y una reducción en los despertares nocturnos. Los resultados de la EEG mostraron un aumento en las ondas delta, que están asociadas con el sueño profundo y reparador.

4. Neuroplasticidad y Aprendizaje Hipnótico

Un estudio innovador publicado en *Nature Communications* (2022) examinó cómo la hipnosis puede influir en la neuroplasticidad, el proceso por el cual el cerebro se adapta y cambia en respuesta a nuevas experiencias. Los investigadores encontraron que las sugestiones hipnóticas podían aumentar la plasticidad sináptica en áreas del cerebro relacionadas con el aprendizaje y la memoria. Estos hallazgos sugieren que la hipnosis podría potencialmente mejorar las habilidades de aprendizaje y facilitar la rehabilitación cognitiva después de lesiones cerebrales.

La hipnosis, respaldada por un creciente cuerpo de investigación científica, se ha revelado como una herramienta poderosa para influir en el cerebro y el sistema nervioso. Al comprender las bases neurológicas de la hipnosis y cómo afecta las diferentes funciones cerebrales, los hipnoterapeutas pueden utilizar esta técnica de manera más efectiva y ética en su práctica clínica.

Capítulo 5
Estados de Conciencia y Trance Hipnótico

La hipnosis, en su esencia, es una exploración profunda de los estados de conciencia humana. A medida que los terapeutas se adentran en el fascinante mundo de la hipnoterapia, comprender los niveles de trance y las características asociadas a estos estados es fundamental para facilitar cambios terapéuticos efectivos. Este capítulo está dedicado a desentrañar estos conceptos, proporcionando una guía clara y comprensible sobre cómo identificar y manejar diferentes profundidades de trance.

Definición de Trance y sus Diferentes Niveles

El trance hipnótico se define como un estado alterado de conciencia caracterizado por una focalización intensa de la atención, una mayor receptividad a las sugestiones y una reducción de la percepción del entorno externo. A diferencia del sueño o la vigilia, el trance hipnótico es un estado intermedio donde la mente consciente y la inconsciente pueden interactuar de manera más directa y fluida.

Existen varios niveles de trance, que pueden variar desde un trance ligero hasta uno profundo. Estos niveles no son rígidos y pueden superponerse, pero generalmente se clasifican en las siguientes categorías:

1. Trance Ligero: En este nivel, el individuo experimenta una relajación moderada y una mayor focalización de la atención. Las sugestiones son recibidas con mayor receptividad, pero el estado de conciencia sigue siendo predominantemente consciente. Este nivel es útil para técnicas de relajación y manejo del estrés.

2. Trance Medio: Aquí, el individuo entra en un estado de relajación más profunda. La atención está altamente focalizada y la mente inconsciente se vuelve más accesible. Este nivel es adecuado para trabajar en problemas más específicos como hábitos no deseados o fobias leves.

3. Trance Profundo: En este nivel, el individuo experimenta una relajación muy profunda, con una conciencia mínima del entorno externo. Las sugestiones pueden tener un impacto más significativo y duradero. Este nivel es ideal para trabajos terapéuticos profundos, como la regresión y la resolución de traumas.

4. Trance Sonambulístico: Es el nivel más profundo de trance, donde el individuo puede experimentar fenómenos como la amnesia posthipnótica y la anestesia. Este estado es utilizado en intervenciones clínicas intensivas y procedimientos médicos.

Características de los Estados de Conciencia en Hipnosis

Cada nivel de trance tiene características distintivas que pueden ser observadas y utilizadas por el hipnoterapeuta para guiar y adaptar las intervenciones terapéuticas.

Trance Ligero:
- Sensación de relajación y calma.
- Aumento de la concentración y la focalización.
- Respuesta positiva a las sugestiones simples.
- Ligera disminución de la percepción del entorno.

Trance Medio:
- Relajación física evidente.
- Sensación de desapego del entorno inmediato.
- Mayor receptividad a las sugestiones.
- Posible aparición de fenómenos hipnóticos como la catalepsia (rigidez muscular).

Trance Profundo:
- Profunda relajación física y mental.
- Reducción significativa de la percepción del entorno.
- Alta receptividad a las sugestiones complejas.
- Posibilidad de fenómenos hipnóticos profundos como la anestesia hipnótica.

Trance Sonambulístico:
- Estado de relajación extremadamente profundo.
- Amnesia posthipnótica común.

- Alta susceptibilidad a las sugestiones posthipnóticas.
- Capacidad para experimentar fenómenos como la regresión a vidas pasadas (en contextos terapéuticos adecuados).

Cómo Identificar y Manejar Diferentes Profundidades de Trance

Identificar la profundidad del trance en la que se encuentra un paciente es crucial para adaptar las técnicas y las sugestiones de manera efectiva. Existen varios métodos y señales que los hipnoterapeutas pueden utilizar para evaluar la profundidad del trance:

1. Observación de Señales Físicas:
- Trance Ligero: Párpados pesados, respiración más lenta y profunda, cambios sutiles en la expresión facial.
- Trance Medio: Relajación muscular más evidente, piel ligeramente ruborizada, disminución de la actividad motora.
- Trance Profundo: Movimientos oculares rápidos (REM), rigidez muscular o catalepsia, respuesta verbal lenta o ausente.
- Trance Sonambulístico: Inmovilidad casi total, respiración muy lenta y profunda, ausencia de respuesta a estímulos externos.

2. Utilización de Pruebas de Sugestibilidad:
- Las pruebas de sugestibilidad pueden ser herramientas útiles para evaluar la profundidad del trance. Estas pruebas incluyen sugerir al paciente que levante un brazo como si fuera un globo de helio o que sienta calor o frío en una mano. La facilidad con la que el paciente responde a estas sugestiones puede indicar el nivel de profundidad del trance.

3. Evaluación de la Respuesta Emocional:
- Durante el trance, los pacientes pueden mostrar una gama de respuestas emocionales que pueden ser indicativas de la profundidad del trance. Una respuesta emocional intensa a una sugestión o una visualización puede ser un signo de un trance más profundo.

4. Feedback Directo del Paciente:
- Preguntar al paciente sobre su experiencia y nivel de relajación puede proporcionar información valiosa sobre la profundidad del trance. Sin embargo, esta retroalimentación debe ser interpretada con cuidado, ya que el paciente puede no ser plenamente consciente de su estado de trance.

Manejo de Diferentes Profundidades de Trance

Adaptar las técnicas y las intervenciones según la profundidad del trance es esencial para maximizar la efectividad de la hipnoterapia.

Trance Ligero:
- Utilizar técnicas de relajación y visualización.
- Emplear sugestiones simples y directas.
- Fomentar la autohipnosis y el empoderamiento personal.

Trance Medio:
- Introducir sugestiones más complejas y detalladas.
- Utilizar metáforas y narrativas terapéuticas.
- Implementar técnicas para abordar hábitos y comportamientos específicos.

Trance Profundo:
- Aplicar técnicas de regresión y trabajo con el inconsciente.
- Utilizar sugestiones posthipnóticas para cambios a largo plazo.
- Implementar intervenciones para la resolución de traumas y la integración emocional.

Trance Sonambulístico:
- Realizar trabajos terapéuticos intensivos, como la anestesia hipnótica para procedimientos médicos.
- Aplicar sugestiones de amnesia posthipnótica para intervenciones específicas.
- Utilizar técnicas avanzadas de regresión y progresión temporal.

Comprender los estados de conciencia y los niveles de trance hipnótico es fundamental para la práctica efectiva de la hipnoterapia. Cada nivel de trance ofrece oportunidades únicas para la intervención terapéutica, y la capacidad de identificar y manejar estas profundidades permite al hipnoterapeuta adaptar sus técnicas a las necesidades individuales de cada paciente.

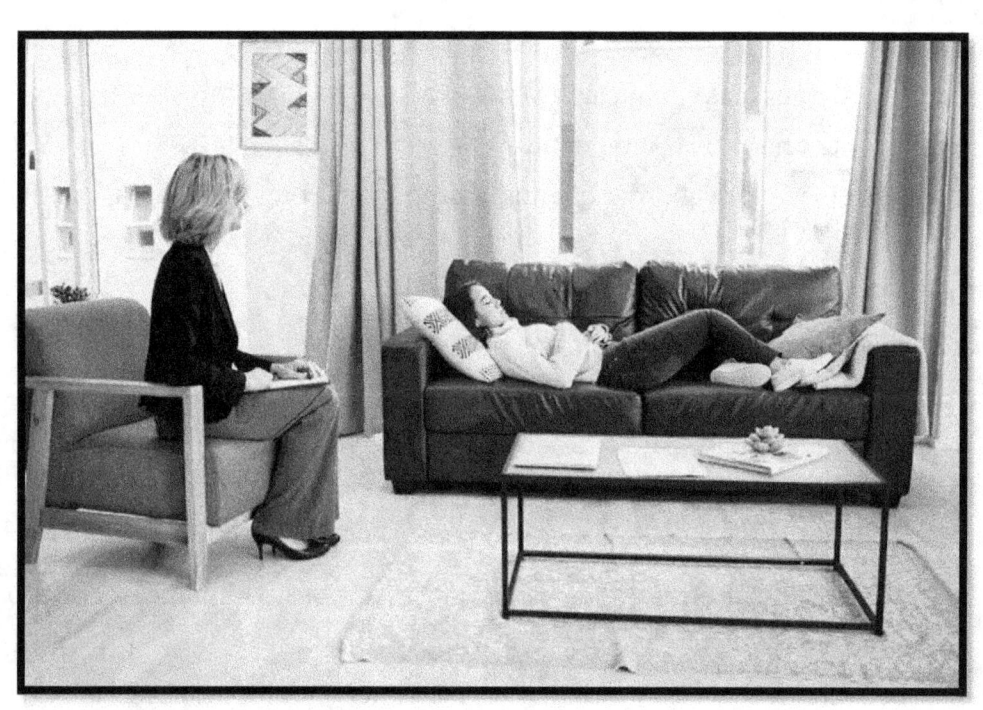

Capítulo 6
Modelos Teóricos de la Hipnoterapia

La hipnoterapia, como disciplina, se enriquece con diversas teorías que intentan explicar cómo y por qué funciona. Estos modelos teóricos no solo ayudan a comprender mejor los mecanismos subyacentes de la hipnosis, sino que también guían la práctica clínica y permiten a los terapeutas adaptar sus enfoques según las necesidades individuales de sus pacientes. En este capítulo, exploraremos las principales teorías de la hipnoterapia, incluyendo la teoría de la disociación, la teoría de la sugestionabilidad y otros modelos integradores.

Teoría de la Disociación

La teoría de la disociación es una de las explicaciones más influyentes y ampliamente aceptadas sobre la hipnosis. Esta teoría fue propuesta inicialmente por Pierre Janet, un psicólogo francés del siglo XIX, y posteriormente desarrollada por Ernest Hilgard, un psicólogo estadounidense.

Según la teoría de la disociación, la hipnosis induce un estado en el que la mente consciente se separa o disocia de ciertos procesos automáticos del inconsciente. Esta separación permite que las sugestiones hipnóticas accedan directamente a la mente inconsciente sin la interferencia de la mente consciente crítica.

Ernest Hilgard llevó esta teoría más lejos con su concepto de "observador oculto". En sus experimentos, Hilgard demostró que incluso en un estado de trance profundo, una parte del sujeto permanecía consciente y podía responder a estímulos externos. Este observador oculto actúa como una especie de guardián que monitorea la experiencia hipnótica, asegurando que el individuo no haga nada en contra de su voluntad o valores.

Un ejemplo práctico de la teoría de la disociación en acción es el uso de la hipnosis para el control del dolor. Durante una sesión hipnótica, un terapeuta puede sugerir que el dolor se sienta como una sensación distante o que se perciba en una parte diferente del cuerpo. La mente inconsciente acepta estas sugestiones y disocia la percepción del dolor de la experiencia consciente, proporcionando alivio al paciente.

La disociación también puede explicar fenómenos como la regresión hipnótica, donde los individuos reviven experiencias pasadas con gran detalle. Durante estas sesiones, la mente consciente se disocia de la línea temporal presente, permitiendo al paciente explorar y procesar recuerdos que pueden ser inaccesibles en el estado de conciencia normal.

Teoría de la Sugestionabilidad

La teoría de la sugestionabilidad, desarrollada por investigadores como Theodore X. Barber y John F. Kihlstrom, se centra en la idea de que la hipnosis es esencialmente una forma de sugestión amplificada. Según esta teoría, la hipnosis no es un estado especial de conciencia, sino un conjunto de procesos psicológicos normales que se ven intensificados por las expectativas y creencias del individuo.

La sugestionabilidad es la capacidad de una persona para aceptar y actuar sobre las sugestiones. Esta capacidad varía ampliamente entre individuos y puede ser influenciada por factores como la personalidad, las experiencias previas y el contexto de la situación hipnótica. Las personas altamente sugestionables tienden a responder más favorablemente a las sugestiones hipnóticas, mientras que aquellas con baja sugestionabilidad pueden necesitar más tiempo y técnicas específicas para alcanzar un estado de trance.

En la práctica clínica, los hipnoterapeutas evalúan la sugestionabilidad de sus pacientes para adaptar sus técnicas y maximizar la efectividad de las sesiones. Por ejemplo, las pruebas de sugestionabilidad, como la prueba de la "mano de globo" o la "caída hacia atrás", pueden ayudar a determinar cómo de receptivo es un paciente a las sugestiones hipnóticas.

La teoría de la sugestionabilidad también subraya la importancia del contexto y la relación terapéutica. Un ambiente de confianza y seguridad, junto con una fuerte relación entre el terapeuta y el paciente, puede aumentar la sugestionabilidad y la efectividad de la hipnoterapia. Las sugestiones se formulan de manera que resuenen con las expectativas y creencias del paciente, utilizando un lenguaje positivo y alentador para facilitar el cambio deseado.

Otros Modelos y Enfoques Integradores

Además de la teoría de la disociación y la teoría de la sugestionabilidad, existen varios otros modelos teóricos que contribuyen a nuestra comprensión de la hipnosis. Estos enfoques integradores combinan elementos de diferentes teorías para ofrecer una perspectiva más completa y holística.

Modelo Sociocognitivo:

El modelo sociocognitivo, propuesto por Nicholas Spanos y otros investigadores, sostiene que la hipnosis es un fenómeno social y cognitivo. Según este modelo, la hipnosis se basa en las expectativas, creencias y roles que las personas adoptan en un contexto hipnótico. La sugestión hipnótica funciona porque los individuos desempeñan el rol de una persona hipnotizada de acuerdo con sus expectativas y las señales del hipnoterapeuta.

Este modelo enfatiza la importancia del contexto cultural y social en la experiencia hipnótica. Por ejemplo, en culturas donde la hipnosis es vista como una técnica poderosa y efectiva, las personas pueden ser más receptivas a las sugestiones hipnóticas. El modelo sociocognitivo también subraya la importancia de la interacción dinámica entre el terapeuta y el paciente, donde ambos participan activamente en la creación de la experiencia hipnótica.

Modelo de la Atención Focalizada:

Este modelo sugiere que la hipnosis se caracteriza por una atención extremadamente focalizada y una reducción de la percepción periférica. Durante la hipnosis, la atención del individuo se dirige hacia un punto específico, como la voz del hipnoterapeuta o una imagen mental, excluyendo otras distracciones. Esta concentración intensa facilita la receptividad a las sugestiones y permite el acceso a procesos inconscientes.

El modelo de la atención focalizada se apoya en estudios de neuroimagen que muestran cómo la hipnosis altera la actividad cerebral en regiones relacionadas con la atención y la percepción. Por ejemplo, se ha observado una mayor conectividad entre la corteza cingulada anterior y otras áreas del cerebro durante la hipnosis, lo que sugiere un enfoque más profundo y sostenido.

Modelo de la Respuesta Condicionada:

Este enfoque se basa en principios del condicionamiento clásico y operante. Sugiere que la hipnosis es un conjunto de respuestas condicionadas a las señales del hipnoterapeuta. Las sugestiones hipnóticas funcionan porque se asocian con respuestas positivas y reforzadoras en el paciente. A lo largo de las sesiones, el paciente aprende a asociar el estado hipnótico con relajación, alivio del dolor u otros beneficios terapéuticos, lo que fortalece la eficacia de las sugestiones.

Los modelos teóricos de la hipnoterapia proporcionan un marco valioso para entender y aplicar esta poderosa herramienta terapéutica. La teoría de la disociación y la teoría de la sugestionabilidad ofrecen explicaciones complementarias sobre cómo y por qué la hipnosis funciona, mientras que los enfoques integradores aportan una visión más holística y matizada.

Capítulo 7
Lenguaje Hipnótico y Sugerencias

El lenguaje hipnótico es una herramienta poderosa en la práctica de la hipnoterapia, ya que permite al terapeuta guiar al paciente hacia un estado de trance y facilitar cambios terapéuticos profundos. Comprender los principios del lenguaje hipnótico, la importancia de la voz y el tono, y la formulación de sugerencias efectivas es esencial para cualquier hipnoterapeuta. En este capítulo, exploraremos estos aspectos con detalle, proporcionando una guía clara y comprensible para utilizar el lenguaje hipnótico de manera efectiva.

Principios del Lenguaje Hipnótico

El lenguaje hipnótico difiere del lenguaje cotidiano en varios aspectos clave. Está diseñado para ser sugestivo, indirecto y evocador, facilitando la entrada en trance y la receptividad a las sugestiones terapéuticas. A continuación, se presentan algunos de los principios fundamentales del lenguaje hipnótico:

1. Simplicidad y Claridad:

El lenguaje hipnótico debe ser simple y claro. Evitar el uso de términos complicados o jergas que puedan confundir al paciente. Las frases deben ser cortas y fáciles de seguir, permitiendo al paciente concentrarse en el contenido sin esfuerzo adicional.

2. Uso de Metáforas y Analogías:

Las metáforas y analogías son herramientas poderosas en el lenguaje hipnótico. Permiten al terapeuta comunicar ideas complejas de manera accesible y resonante. Por ejemplo, una metáfora común es comparar el proceso de relajación con descender por una escalera, cada paso llevando al paciente más profundamente al trance.

3. Lenguaje Positivo:

El lenguaje hipnótico debe enfocarse en lo positivo, evitando términos negativos o limitantes. En lugar de decir "No te sientas ansioso", es más efectivo decir "Siente cómo la calma te envuelve". Las sugestiones positivas fomentan un ambiente de aceptación y bienestar.

4. Vocabulario Sensorial:

Incorporar palabras que apelen a los sentidos del paciente puede profundizar la experiencia hipnótica. Usar términos como "ver", "sentir", "escuchar", "oler" y "saborear" ayuda a crear una experiencia multisensorial que puede facilitar la inmersión en el trance.

5. Lenguaje Inclusivo y Universal:

El uso de términos como "puedes", "quizás" y "es posible que" en lugar de afirmaciones absolutas permite al paciente sentirse más abierto y receptivo. Este lenguaje inclusivo reduce la resistencia y permite que el paciente se sienta más en control de su propia experiencia.

La Importancia de la Voz y el Tono

La voz del hipnoterapeuta es una herramienta crucial en la inducción y el mantenimiento del trance hipnótico. La manera en que se utiliza la voz puede influir significativamente en la profundidad y efectividad de la hipnosis.

1. Tono Calmante y Suave:

Un tono calmante y suave ayuda a relajar al paciente y facilita la entrada en trance. Evitar tonos agudos o bruscos que puedan distraer o alarmar al paciente. Una voz tranquila y constante crea un ambiente de seguridad y confort.

2. Ritmo Lento y Pausado:

Hablar lentamente y con pausas adecuadas permite al paciente procesar cada palabra y seguir las sugestiones sin prisa. Las pausas también permiten que las sugestiones se asienten más profundamente en la mente inconsciente.

3. Variación en la Entonación:

Aunque es importante mantener un tono calmante, variar la entonación y el ritmo puede mantener la atención del paciente y prevenir el aburrimiento. Cambiar la entonación para enfatizar palabras clave o frases importantes puede hacer que las sugestiones sean más efectivas.

4. Sincronización con la Respiración del Paciente:

Sincronizar el ritmo de la voz con la respiración del paciente puede crear una conexión más profunda y facilitar el trance. Observar y adaptar el ritmo de la voz para coincidir con las inhalaciones y exhalaciones del paciente puede promover una mayor armonía y sincronización.

Formulación de Sugerencias Efectivas

Las sugerencias son el corazón de la hipnoterapia. La formulación de sugestiones efectivas es esencial para facilitar cambios terapéuticos. Existen varios principios que guían la creación de sugestiones poderosas:

1. Especificidad y Claridad:

Las sugestiones deben ser específicas y claras, evitando ambigüedades que puedan confundir al paciente. En lugar de decir "Siéntete mejor", una sugestión más efectiva sería "Siente una ola de relajación que comienza en tus pies y sube lentamente por tu cuerpo".

2. Uso del Presente y Futuro Positivo:

Formular las sugestiones en tiempo presente o futuro positivo puede aumentar su impacto. Decir "Estás entrando en un estado de calma profunda" o "Cada día te sentirás más confiado y seguro" ayuda a anclar las sugestiones en la experiencia presente y futura del paciente.

3. Enfoque en el Resultado Deseado:

Las sugestiones deben enfocarse en el resultado deseado, no en el problema. Por ejemplo, en lugar de decir "No sentirás ansiedad", es más efectivo decir "Sentirás una profunda calma y tranquilidad en cada situación".

4. Repetición y Refuerzo:

Repetir las sugestiones y reforzarlas a lo largo de la sesión puede aumentar su eficacia. La repetición ayuda a anclar las sugestiones en la mente inconsciente, facilitando el cambio a largo plazo.

Sugerencias Directas e Indirectas

Las sugestiones pueden ser directas o indirectas, y cada tipo tiene su lugar en la práctica de la hipnoterapia.

Sugerencias Directas:
Las sugestiones directas son declaraciones explícitas que indican claramente lo que se espera que el paciente experimente o haga. Son útiles para situaciones donde se necesita un cambio inmediato y claro. Ejemplos de sugestiones directas incluyen:

- "Relájate profundamente ahora."
- "Deja de fumar."
- "Siente cómo el dolor disminuye."

Sugerencias Indirectas:
Las sugestiones indirectas son más sutiles y se presentan de manera que el paciente puede interpretarlas y aceptarlas más fácilmente. Utilizan metáforas, historias y lenguaje ambiguo para facilitar la receptividad. Ejemplos de sugestiones indirectas incluyen:

- "Algunas personas encuentran que pueden relajarse más fácilmente cuando piensan en un lugar tranquilo y seguro."
- "Es posible que descubras nuevas formas de sentirte más calmado cada día."
- "Al escuchar mi voz, puedes permitirte encontrar tu propio ritmo de relajación."

Las sugestiones indirectas, a menudo asociadas con el enfoque Ericksoniano, son especialmente útiles para superar la resistencia y facilitar el cambio de manera más natural y aceptada.

El dominio del lenguaje hipnótico y la formulación de sugestiones efectivas son habilidades esenciales para cualquier hipnoterapeuta. Comprender los principios del lenguaje hipnótico, la importancia de la voz y el tono, y las diferencias entre sugestiones directas e indirectas permite al terapeuta guiar a los pacientes hacia estados de trance profundos y promover cambios terapéuticos significativos.

Capítulo 8

Inducción Hipnótica

La inducción hipnótica es el proceso mediante el cual se guía al paciente hacia un estado de trance, preparando el terreno para el trabajo terapéutico. Este capítulo explora los métodos clásicos de inducción, las técnicas modernas y sus adaptaciones, así como la práctica efectiva de la inducción hipnótica. Comprender y dominar estas técnicas es fundamental para cualquier hipnoterapeuta que busque facilitar experiencias terapéuticas profundas y transformadoras.

Métodos Clásicos de Inducción

Los métodos clásicos de inducción han sido la base de la hipnoterapia durante décadas. Estos métodos, aunque antiguos, siguen siendo efectivos y ampliamente utilizados en la práctica contemporánea. A continuación, se presentan algunos de los métodos clásicos más reconocidos:

1. Método de Fijación de la Mirada:

Este método, también conocido como la inducción de Braid, fue popularizado por James Braid, uno de los pioneros de la hipnosis. Consiste en pedir al paciente que fije su mirada en un objeto, como un péndulo o un punto en la pared. A medida que el paciente mantiene su atención en el objeto, el terapeuta utiliza un lenguaje calmante para inducir relajación y sugestionabilidad. Este método es efectivo para inducir un estado de concentración focalizada y permitir la entrada en trance.

2. Método de Progresión de Relajación:

También conocido como relajación progresiva, este método implica guiar al paciente a través de una serie de instrucciones para relajar diferentes partes del cuerpo, desde los pies hasta la cabeza. A medida que el paciente se relaja físicamente, también entra en un estado de relajación mental. Esta técnica es particularmente útil para pacientes que experimentan altos niveles de estrés o ansiedad.

3. Método de Conteo Descendente:

En este método, el terapeuta pide al paciente que imagine que está descendiendo una escalera o un elevador, contando hacia atrás desde un número específico, como 10 o 20. Con cada número, se sugiere al paciente que se sumerja más profundamente en la relajación y el trance. Esta técnica utiliza la metáfora del descenso para facilitar la entrada en un estado de conciencia alterada.

4. Método de Confusión:

Desarrollado por Milton Erickson, este método utiliza el lenguaje confuso y paradójico para desorientar la mente consciente del paciente, permitiendo que las sugestiones penetren más profundamente en la mente inconsciente. Aunque es un método más avanzado, puede ser extremadamente efectivo para pacientes que tienen una mente consciente muy crítica y analítica.

Técnicas Modernas y Adaptaciones

A medida que la hipnoterapia ha evolucionado, también lo han hecho las técnicas de inducción. Las técnicas modernas y sus adaptaciones incorporan avances en la comprensión de la neurociencia y la psicología, ofreciendo enfoques más adaptables y personalizados.

1. Técnica de Visualización Guiada:

La visualización guiada es una técnica moderna que utiliza imágenes mentales para inducir el trance. El terapeuta guía al paciente a través de una serie de escenas imaginarias, como un paseo por un bosque tranquilo o una playa soleada. Esta técnica aprovecha el poder de la imaginación y la conexión mente-cuerpo para facilitar el estado hipnótico. Es especialmente útil para pacientes con una alta capacidad de visualización.

2. Técnica de Mindfulness y Atención Plena:

Integrando principios de mindfulness, esta técnica se centra en la atención plena y la observación sin juicio del presente. El terapeuta guía al paciente a enfocarse en su respiración, sensaciones corporales y pensamientos sin tratar de cambiarlos. La atención plena puede inducir un estado de relajación profunda y sugestionabilidad, preparando al paciente para el trabajo hipnótico.

3. Técnica de Inducción Rápida:

Las inducciones rápidas son técnicas diseñadas para llevar al paciente a un estado de trance en un corto período. Estos métodos suelen involucrar comandos rápidos y directos combinados con sugestiones posthipnóticas. Un ejemplo es el "hand drop induction", donde el terapeuta levanta el brazo del paciente y luego lo deja caer rápidamente mientras da una sugestión de relajación profunda. Estas técnicas son útiles en situaciones donde el tiempo es limitado.

4. Técnica de Biofeedback:

El biofeedback utiliza tecnología para monitorear y proporcionar retroalimentación sobre funciones fisiológicas como la frecuencia cardíaca y la tensión muscular. Integrar el biofeedback con la hipnoterapia puede ayudar al paciente a aprender a controlar estas funciones y entrar en un estado de relajación más fácilmente. Esta técnica combina el enfoque tecnológico con la práctica hipnótica para mejorar la eficacia de la inducción.

Práctica de la Inducción Hipnótica

La práctica de la inducción hipnótica requiere una combinación de habilidades técnicas, sensibilidad y adaptabilidad. A continuación, se presentan algunos aspectos clave para una práctica efectiva:

1. Preparación del Entorno:

Crear un entorno tranquilo y confortable es esencial para facilitar la inducción hipnótica. Asegúrate de que la sala esté libre de distracciones y que el paciente esté cómodamente sentado o acostado. Utilizar luces tenues y música suave puede ayudar a establecer un ambiente propicio para la relajación.

2. Establecimiento de Rapport:

El rapport, o la relación de confianza y entendimiento entre el terapeuta y el paciente, es fundamental para el éxito de la hipnosis. Dedica tiempo a conocer al paciente, sus expectativas y sus preocupaciones. Un buen rapport facilita la receptividad a las sugestiones y el proceso hipnótico en general.

3. Uso de Lenguaje Hipnótico:

Utilizar el lenguaje hipnótico adecuado es crucial durante la inducción. Emplea un tono calmante, un ritmo pausado y frases positivas para guiar al paciente hacia el trance. Incorporar metáforas y analogías relevantes puede enriquecer la experiencia y hacerla más efectiva.

4. Monitoreo y Adaptación:

Es importante monitorear continuamente las señales físicas y verbales del paciente para evaluar la profundidad del trance. Señales como la respiración lenta, los párpados pesados y la inmovilidad son indicativas de un trance profundo. Estar preparado para adaptar la técnica en tiempo real según la respuesta del paciente es crucial para una inducción exitosa.

5. Práctica y Retroalimentación:

La práctica regular es esencial para perfeccionar las habilidades de inducción hipnótica. Solicitar retroalimentación de los pacientes sobre su experiencia puede proporcionar información valiosa para mejorar tus técnicas. Participar en supervisiones y formación continua también es beneficioso para mantenerse actualizado con las últimas investigaciones y métodos.

La inducción hipnótica es una habilidad fundamental que todo hipnoterapeuta debe dominar. Desde los métodos clásicos que han resistido la prueba del tiempo hasta las técnicas modernas que incorporan avances en la ciencia y la tecnología, cada enfoque ofrece herramientas valiosas para guiar a los pacientes hacia estados de trance profundos y terapéuticos.

Capítulo 9

Profundización del Trance

La capacidad de profundizar el trance hipnótico es una habilidad esencial para cualquier hipnoterapeuta. Un trance más profundo permite acceder a niveles más profundos de la mente inconsciente, facilitando cambios terapéuticos más significativos y duraderos. En este capítulo, exploraremos métodos efectivos para profundizar el trance, las señales fisiológicas que indican la profundidad del trance y las prácticas recomendadas para alcanzar estos estados profundos de conciencia.

Métodos para Profundizar el Trance Hipnótico

Existen diversas técnicas para profundizar el trance hipnótico, cada una con su propia efectividad dependiendo del paciente y el contexto terapéutico. A continuación, se describen algunos de los métodos más efectivos y utilizados en la hipnoterapia.

1. Cuenta Descendente:

La técnica de cuenta descendente es un método clásico y altamente efectivo para profundizar el trance. El terapeuta guía al paciente a contar hacia atrás desde un número alto, como 100, mientras sugiere que cada número representa un nivel más profundo de relajación. Las sugerencias pueden incluir frases como "Con cada número, te sumerges más y más profundamente en el trance."

2. Visualización de Escaleras o Elevadores:

Guiar al paciente a imaginar que desciende por una escalera o en un elevador puede ser una poderosa técnica de profundización. Cada escalón o nivel descendido simboliza una inmersión más profunda en el trance. El terapeuta puede enriquecer la visualización describiendo los detalles del entorno y las sensaciones de cada paso hacia abajo.

3. Sugestiones de Relajación Progresiva:

La relajación progresiva se puede utilizar no solo para inducir el trance, sino también para profundizarlo. El terapeuta puede guiar al paciente a relajar cada grupo muscular nuevamente, pero esta vez con un enfoque más detallado y profundo. Por ejemplo, "Siente cómo cada músculo de tus pies se relaja completamente, como si estuviera derritiéndose en una sensación de calma profunda."

4. Técnica del Globo:

El terapeuta sugiere al paciente que imagine que está sosteniendo un globo que se eleva lentamente hacia el cielo. A medida que el globo asciende, el paciente se siente más ligero y más profundamente relajado. Esta técnica utiliza la visualización y la sensación de elevación para profundizar el trance.

5. Método de Confusión de Milton Erickson:

Erickson utilizaba técnicas de confusión para profundizar el trance. Estas técnicas incluyen el uso de lenguaje ambiguo, historias entrelazadas y comandos contradictorios que sobrecargan la mente consciente, permitiendo que las sugestiones lleguen más fácilmente a la mente inconsciente.

Señales Fisiológicas de la Profundidad del Trance

Observar las señales fisiológicas del paciente es crucial para determinar la profundidad del trance. Estas señales pueden proporcionar información valiosa sobre el estado hipnótico del paciente y guiar al terapeuta en la adaptación de las técnicas. A continuación, se presentan algunas de las señales fisiológicas más comunes que indican una profundidad de trance creciente:

1. Cambios en la Respiración:

La respiración del paciente suele volverse más lenta y profunda a medida que entra en un trance más profundo. La respiración rítmica y pausada es un indicador de relajación profunda.

2. Relajación Muscular:

Los músculos del cuerpo se relajan visiblemente, y el paciente puede mostrar signos de flacidez muscular. Las manos y los pies pueden caer naturalmente en una posición relajada.

3. Movimientos Oculares Rápidos (REM):

Los movimientos oculares rápidos bajo los párpados cerrados son comunes en estados de trance profundo, similar a lo que ocurre durante el sueño REM.

4. Cambios en el Color de la Piel:

La piel del paciente puede mostrar cambios de color debido a la alteración del flujo sanguíneo. A menudo, se observa una ligera palidez o rubor en la cara.

5. Inmovilidad:

A medida que el paciente se sumerge más profundamente en el trance, tiende a permanecer inmóvil, con una disminución significativa de los movimientos voluntarios.

6. Respuesta Verbal y No Verbal:

Las respuestas del paciente a las preguntas o sugestiones pueden volverse más lentas y suaves. Las respuestas no verbales, como asentir con la cabeza o cambios faciales, también pueden ser indicativas de la profundidad del trance.

Prácticas de Profundización

Para lograr y mantener un trance profundo, es esencial practicar y perfeccionar varias técnicas. Aquí se describen algunas prácticas recomendadas que pueden ayudar a los terapeutas a alcanzar este objetivo con sus pacientes.

1. Establecer un Ambiente Conducente:

Crear un entorno tranquilo y cómodo es fundamental para la profundización del trance. Asegúrate de que la sala esté libre de distracciones y que el paciente se sienta seguro y relajado. Usar luces suaves y música relajante puede mejorar la experiencia.

2. Utilizar Inducciones Graduales:

Comenzar con una inducción ligera y progresar gradualmente hacia técnicas de profundización permite al paciente aclimatarse al trance de manera cómoda. Las inducciones graduales reducen la resistencia y facilitan una transición suave hacia estados más profundos.

3. Incorporar la Retroalimentación del Paciente:

Pedir al paciente que describa sus sensaciones y niveles de relajación durante la sesión puede proporcionar información valiosa. Esta retroalimentación permite al terapeuta ajustar las técnicas según sea necesario para alcanzar una profundidad de trance óptima.

4. Repetición y Refuerzo:

La repetición de sugestiones de profundización a lo largo de la sesión puede fortalecer el trance. Frases como "Cada vez que escuches mi voz, te sumergirás más y más profundamente" ayudan a consolidar la experiencia hipnótica.

5. Utilizar Técnicas de Autohipnosis:

Enseñar técnicas de autohipnosis al paciente puede ser una herramienta poderosa para facilitar la profundización del trance fuera de las sesiones terapéuticas. Practicar la autohipnosis regularmente puede mejorar la capacidad del paciente para alcanzar estados de trance profundo de manera autónoma.

6. Variar las Técnicas:

Variar las técnicas de profundización mantiene la experiencia fresca y evita la monotonía. Incorporar diferentes métodos y enfoques según la respuesta del paciente puede mejorar la efectividad de la sesión.

7. Practicar la Empatía y la Intuición:

La empatía y la intuición son habilidades clave para cualquier hipnoterapeuta. Ser sensible a las necesidades y respuestas del paciente y ajustar las técnicas en consecuencia puede hacer una gran diferencia en la profundidad y efectividad del trance.

Capítulo 10

Técnicas de Sugestión Parte I

Las técnicas de sugestión son el corazón de la hipnoterapia, permitiendo al terapeuta guiar al paciente hacia cambios positivos y significativos. Comprender y dominar estas técnicas es esencial para cualquier hipnoterapeuta.

El Enfoque de Intercalación

El enfoque de intercalación es una técnica avanzada que combina varias formas de sugestión para crear un efecto sinérgico. Este enfoque puede ser subdividido en dos categorías principales:

a) Enfoque Asociativo Indirecto:

Este método implica la asociación de ideas o experiencias positivas con el objetivo terapéutico. Por ejemplo, el terapeuta puede decir: "Al igual que te sientes seguro y relajado en tu lugar favorito, puedes encontrar esa misma sensación de calma en cualquier situación que enfrentes." Aquí, la seguridad y relajación asociadas a un lugar favorito se intercalan con la sensación deseada en otras situaciones.

b) Enfoque Ideodinámico Indirecto:

Este enfoque utiliza los movimientos involuntarios del cuerpo, como el movimiento ideomotor (pequeños movimientos musculares), para facilitar el trance y la sugestión. Por ejemplo, el terapeuta puede sugerir: "Puedes notar cómo tu mano comienza a moverse ligeramente, guiada por tu mente inconsciente, indicándote que estás entrando en un estado de relajación profunda." Estas intercalaciones ideodinámicas ayudan a conectar el estado físico del cuerpo con el proceso hipnótico.

Truismos que Utilizan Procesos Ideodinámicos

Los truismos son afirmaciones obvias y universalmente verdaderas que facilitan la aceptación de sugestiones hipnóticas. Cuando se utilizan en combinación con procesos ideodinámicos, pueden ser especialmente efectivos. Los procesos ideodinámicos se refieren a respuestas automáticas del cuerpo y la mente que ocurren sin esfuerzo consciente.

a) Procesos Ideomotores:

Involucran movimientos musculares involuntarios. Un ejemplo de truismos ideomotores sería: "A medida que escuchas mi voz, puedes notar cómo tus párpados se vuelven más pesados, y se cierran lentamente."

b) Procesos Ideosensoriales:

Se relacionan con las sensaciones corporales. Un truismo ideosensorial podría ser: "Al respirar profundamente, puedes sentir una cálida sensación de calma que se extiende por tu cuerpo."

c) Procesos Ideoafectivos:

Involucran respuestas emocionales. Un ejemplo de truismo ideoafectivo sería: "Es natural sentirse más tranquilo y seguro a medida que te sumerges en esta relajación profunda."

d) Procesos Ideocognitivos:

Se refieren a los procesos de pensamiento. Un truismo ideocognitivo podría ser: "Mientras te relajas, puedes encontrar que tus pensamientos se vuelven más tranquilos y claros."

Truismos que Utilizan el Tiempo

Los truismos temporales hacen referencia a la experiencia del tiempo, creando una estructura que facilita la aceptación de las sugestiones. Ejemplos incluyen:

- "Con cada momento que pasa, te sientes más relajado."
- "A medida que los minutos avanzan, tu mente se calma más y más."
- "Con cada segundo que transcurre, tu cuerpo se sumerge en una relajación más profunda."

No Saber, No Hacer

La técnica de "No Saber, No Hacer" es útil para superar la resistencia consciente del paciente. Se basa en la idea de que al no saber algo, el paciente no puede resistirlo activamente. Ejemplos incluyen:

- "No necesitas saber exactamente cómo relajarte, simplemente permite que ocurra."
- "No tienes que hacer nada en particular para sentirte mejor, solo deja que suceda."
- "No es necesario que entiendas completamente el proceso, solo deja que tu mente inconsciente haga el trabajo."

Sugerencias Abiertas

Las sugerencias abiertas permiten al paciente interpretar y aceptar las sugestiones de una manera que resuene mejor con su experiencia y necesidades personales. Son menos directivas y más flexibles, facilitando la autoexploración y el descubrimiento. Ejemplos incluyen:

- "Puedes encontrar tu propia manera de relajarte profundamente."
- "Permítete experimentar esta sensación de calma de la manera que sea mejor para ti."
- "Descubre cómo puedes sentirte más tranquilo y seguro en cada momento."

Dominar las técnicas de sugestión es fundamental para cualquier hipnoterapeuta. El enfoque de intercalación, y los truismos que utilizan procesos ideodinámicos y el tiempo, junto con la técnica de "No Saber, No Hacer" y las sugerencias abiertas, proporcionan un conjunto completo de herramientas para facilitar cambios terapéuticos profundos y duraderos.

Capítulo 11

Técnicas de Sugestión
Parte II

Las técnicas de sugestión son herramientas fundamentales en la hipnoterapia, permitiendo al terapeuta guiar al paciente hacia cambios profundos y duraderos. En esta segunda parte sobre técnicas de sugestión, exploraremos métodos avanzados para cubrir todas las posibilidades de una clase de respuestas, formular preguntas que faciliten nuevas posibilidades de respuesta, utilizar sugerencias compuestas, y emplear técnicas como la implicación y la directiva implícita, ataduras y doble ataduras, así como múltiples niveles de significado y comunicación.

Cubriendo Todas las Posibilidades de una Clase de Respuestas

Una técnica poderosa en la hipnoterapia es cubrir todas las posibilidades de una clase de respuestas. Esto significa que el terapeuta formula sugestiones que abarquen todas las posibles respuestas del paciente, asegurando que cualquier elección sea terapéutica y beneficiosa. Por ejemplo, el terapeuta puede decir: "Ya sea que elijas relajarte más profundamente ahora o en unos minutos, sabes que cada momento te llevará a un estado de calma y bienestar."

Preguntas que Facilitan Nuevas Posibilidades de Respuesta

Las preguntas pueden ser herramientas poderosas para guiar al paciente hacia nuevas posibilidades y perspectivas. A continuación, se presentan tres tipos de preguntas que pueden facilitar diferentes aspectos del proceso terapéutico.

a) Preguntas para Focalizar Asociaciones:
Estas preguntas ayudan al paciente a conectar experiencias pasadas con el presente, creando asociaciones positivas. Ejemplos incluyen:

- "¿Recuerdas un momento en que te sentiste completamente en paz? ¿Cómo puedes traer esa sensación a este momento?"
- "¿Qué imágenes o recuerdos te vienen a la mente cuando piensas en sentirte seguro y relajado?"

b) Preguntas en la Inducción de Trance:

Las preguntas durante la inducción de trance pueden ayudar a profundizar el estado hipnótico y guiar la experiencia del paciente. Ejemplos incluyen:

- "¿Puedes imaginar un lugar donde te sientes completamente a salvo y tranquilo? ¿Cómo es ese lugar?"
- "¿Qué sensaciones notas en tu cuerpo a medida que te relajas más profundamente?"

c) Preguntas que Facilitan la Responsividad Terapéutica:

Estas preguntas fomentan la colaboración activa del paciente en el proceso terapéutico. Ejemplos incluyen:

- "¿Qué cambios te gustaría ver en tu vida después de esta sesión?"
- "¿Cómo sabrás que has alcanzado el nivel de relajación que deseas?"

Sugerencias Compuestas

Las sugerencias compuestas combinan varias técnicas de sugestión para crear un efecto más potente. A continuación, se presentan algunos ejemplos de sugerencias compuestas.

a) El Conjunto de Sí y el Refuerzo:

Esta técnica implica formular una serie de afirmaciones con las que el paciente está de acuerdo, seguidas de la sugestión deseada. Por ejemplo: "Sientes que tus ojos están cerrados, tu cuerpo se relaja más y más, y cada respiración te lleva más profundamente al trance."

b) Sugerencias Contingentes y Redes Asociativas:

Las sugerencias contingentes dependen de una condición específica, creando una red de asociaciones que refuerzan el objetivo terapéutico. Por ejemplo: "Cada vez que escuches mi voz, te sumergirás más profundamente en la relajación, y al hacerlo, cualquier tensión restante simplemente se disolverá."

c) Yuxtaposición de Opuestos:

Esta técnica utiliza contrastes para resaltar el cambio deseado. Por ejemplo: "Mientras más te relajas, menos estrés sientes; y mientras más profundamente te sumerges en el trance, más ligero y libre te sientes."

d) La Negativa:

La negativa utiliza la negación para provocar una respuesta positiva. Por ejemplo: "No es necesario que te relajes completamente ahora, pero puedes comenzar a sentir una calma creciente."

e) Sorpresa, Sobresalto y Momentos Creativos:

Utilizar elementos inesperados o creativos puede desarmar la resistencia y facilitar el cambio. Por ejemplo: "Imagina una puerta mágica que, al abrirse, te lleva a un lugar de paz profunda y bienestar instantáneo."

Implicación y la Directiva Implícita

La implicación y la directiva implícita son técnicas sutiles pero efectivas para guiar al paciente sin utilizar comandos directos.

a) La Directiva Implícita:

Las directivas implícitas sugieren acciones sin ordenarlas directamente. Por ejemplo: "Puedes empezar a notar cómo cada respiración te lleva más profundo al trance."

Ataduras y Doble Ataduras

Las ataduras y doble ataduras son técnicas que utilizan opciones limitadas para facilitar el trance y el cambio.

a) Ataduras Modeladas en Conflictos de Evitación-Evitación y Aproximación-Aproximación:

Estas técnicas presentan opciones que ambas llevan a un resultado positivo, reduciendo la resistencia. Por ejemplo: "Puedes optar por relajarte más profundamente ahora o dentro de unos momentos."

b) La Doble Atadura Consciente-Inconsciente:

Esta técnica ofrece opciones que implican una participación tanto consciente como inconsciente. Por ejemplo: "Puedes decidir conscientemente relajarte, mientras tu mente inconsciente encuentra nuevas formas de alcanzar un estado de calma."

c) La Doble Atadura de Doble Disociación:

La doble disociación separa aún más las opciones, facilitando el cambio. Por ejemplo: "Mientras tu mente consciente se enfoca en mi voz, tu mente inconsciente puede explorar soluciones creativas."

Múltiples Niveles de Significado y Comunicación

El uso de múltiples niveles de significado y comunicación en la hipnoterapia puede enriquecer la experiencia terapéutica y facilitar el cambio a nivel profundo.

Bromas, Juegos de Palabras, Metáforas y Ejercicios de Símbolos:

Utilizar el humor, los juegos de palabras, las metáforas y los símbolos puede facilitar la comprensión y el cambio. Por ejemplo, una metáfora como "eres como un río que fluye sin obstáculos" puede ayudar al paciente a visualizar su capacidad de superar dificultades.

Las técnicas avanzadas de sugestión proporcionan herramientas poderosas para facilitar cambios profundos y duraderos en los pacientes. Al comprender y aplicar técnicas como cubrir todas las posibilidades de una clase de respuestas, formular preguntas que faciliten nuevas posibilidades, utilizar sugerencias compuestas, y emplear técnicas de implicación, directivas implícitas, ataduras, doble ataduras y múltiples niveles de significado, los terapeutas pueden enriquecer significativamente su práctica.

Capítulo 12

Técnicas de Visualización y Metáforas

La visualización y las metáforas son herramientas poderosas en la hipnoterapia, permitiendo a los terapeutas guiar a sus pacientes hacia un entendimiento más profundo y cambios significativos. Estas técnicas aprovechan la capacidad natural de la mente para crear y responder a imágenes mentales y narrativas, facilitando el acceso a la mente inconsciente y promoviendo la sanación y el crecimiento personal.

Uso de la Visualización Guiada

La visualización guiada es una técnica que utiliza la imaginación activa para inducir estados de relajación profunda, cambiar patrones de pensamiento y comportamiento, y acceder a recursos internos. Esta técnica es especialmente útil para tratar una variedad de problemas, desde el manejo del estrés hasta la mejora del rendimiento.

1. Creación de Imágenes Positivas:

El terapeuta guía al paciente a crear imágenes mentales de situaciones positivas y relajantes. Estas imágenes pueden incluir paisajes naturales, como una playa tranquila o un bosque sereno. La clave es que las imágenes sean vividas y detalladas, activando los sentidos del paciente. Por ejemplo: "Imagina que estás en una playa, sintiendo la arena cálida bajo tus pies, escuchando el suave murmullo de las olas, y respirando el aire salado del mar."

2. Reestructuración Cognitiva:

La visualización guiada también puede ser utilizada para reestructurar patrones de pensamiento negativos. El terapeuta guía al paciente a imaginarse manejando situaciones desafiantes con confianza y éxito. Por ejemplo: "Imagina que estás dando una presentación importante, y te sientes tranquilo y seguro. Ves a tu audiencia respondiendo positivamente a tu mensaje, y te sientes orgulloso de tu desempeño."

3. Visualización de Objetivos:

Guiar al paciente a visualizar sus objetivos alcanzados puede ser muy motivador. El terapeuta puede pedir al paciente que imagine cada detalle de cómo se verá y se sentirá cuando haya logrado su objetivo. Por ejemplo: "Visualiza que has alcanzado tu meta de salud. Sientes tu cuerpo fuerte y saludable, y experimentas una profunda sensación de bienestar y logro."

Proceso de Visualización Guiada

Preparación: Crear un ambiente tranquilo y seguro donde el paciente pueda relajarse sin distracciones. Asegúrate de que esté cómodo y en una posición relajada.

Inducción al Trance: Utiliza una técnica de inducción adecuada para guiar al paciente hacia un estado de trance ligero o profundo. Esto puede incluir la relajación progresiva, la respiración profunda o la cuenta descendente.

Guía de la Visualización: Introduce una imagen o escenario que sea relevante para los objetivos terapéuticos del paciente. Describe el entorno con detalles sensoriales ricos, incluyendo lo que el paciente puede ver, oír, sentir, oler y tocar.

Exploración y Sugerencias: Una vez que el paciente esté inmerso en la visualización, utiliza sugestiones para explorar y resolver el problema. Por ejemplo, si el objetivo es reducir la ansiedad, puedes guiar al paciente a través de una escena de calma y seguridad, reforzando sentimientos de tranquilidad.

Retorno y Reflexión: Gradualmente guía al paciente de regreso al estado de vigilia, permitiéndole reflexionar sobre la experiencia. Pregunta cómo se sintió y qué imágenes o sensaciones fueron más significativas.

Construcción y Aplicación de Metáforas Terapéuticas

Las metáforas son narrativas simbólicas que pueden ayudar a los pacientes a comprender y resolver problemas a nivel inconsciente. Las metáforas terapéuticas son especialmente útiles para superar resistencias y facilitar el cambio.

1. Identificación del Problema:

Antes de construir una metáfora, es importante identificar claramente el problema que se desea abordar. Por ejemplo, un paciente que lucha con la ansiedad puede beneficiarse de una metáfora que represente la ansiedad como una tormenta pasajera.

2. Creación de la Metáfora:

Una vez identificado el problema, el terapeuta crea una historia o imagen que simboliza el problema y su resolución. Por ejemplo: "Imagina que tu ansiedad es como una tormenta en el mar. Las olas son altas y el viento es fuerte, pero sabes que esta tormenta pasará. Visualiza un faro en la distancia, cuya luz te guía a un puerto seguro. A medida que te acercas al faro, las olas se calman y el viento se suaviza, hasta que finalmente llegas a un lugar de calma y seguridad."

3. Aplicación de la Metáfora:

Durante la sesión, el terapeuta introduce la metáfora de manera que resuene con la experiencia del paciente. La narrativa debe ser lo suficientemente flexible para permitir que el paciente encuentre su propia interpretación y solución. El terapeuta puede decir: "Cada vez que sientas ansiedad, recuerda que eres el capitán de tu barco y que tienes el poder de navegar hacia la calma y la tranquilidad."

Trabajo con Subpersonalidades y Partes Internas

El trabajo con subpersonalidades y partes internas es una técnica avanzada que ayuda a los pacientes a integrar aspectos diferentes y a menudo conflictivos de sí mismos. Esta técnica es útil para resolver conflictos internos, mejorar la autocomprensión y promover la sanación.

1. Identificación de las Partes:

El primer paso es ayudar al paciente a identificar las diferentes subpersonalidades o partes internas que influyen en su comportamiento y emociones. Estas partes pueden ser aspectos de sí mismo que cumplen roles específicos, como el crítico interno, el niño interior o el protector. Por ejemplo: "Imagina que dentro de ti hay un comité de partes diferentes. Cada parte tiene su propia voz y perspectiva. ¿Puedes identificar quién está hablando en este momento?"

2. Diálogo Interno:

Una vez identificadas las partes, el terapeuta facilita un diálogo interno entre ellas. Este proceso permite que las partes expresen sus preocupaciones y deseos, y que el paciente pueda mediar entre ellas para encontrar una solución equilibrada. Por ejemplo: "Invita a tu crítico interno a hablar y expresar sus preocupaciones. Luego, permite que tu parte protectora responda, ofreciendo su perspectiva."

3. Integración y Resolución:

El objetivo final es integrar estas partes de manera armoniosa, permitiendo que trabajen juntas en lugar de estar en conflicto. El terapeuta puede guiar al paciente a visualizar una reunión donde todas las partes se reconcilian y acuerdan trabajar juntas. Por ejemplo: "Imagina que todas tus partes internas se sientan alrededor de una mesa. Cada una tiene la oportunidad de hablar y ser escuchada. Al final, acuerdan trabajar juntas para tu bienestar general."

Técnicas de Regresión y Progresión

Las técnicas de regresión y progresión son herramientas poderosas para acceder a recuerdos pasados y visualizar futuros posibles. Estas técnicas pueden ser utilizadas para sanar traumas, resolver conflictos y planificar el futuro.

1. Técnicas de Regresión:

La regresión hipnótica permite al paciente revivir experiencias pasadas con el propósito de comprender y sanar. El terapeuta guía al paciente a un estado de trance profundo y luego lo lleva atrás en el tiempo a un evento significativo. Por ejemplo: "Imagina que estás viajando en una máquina del tiempo. Cada vez que cuente hacia atrás, irás más atrás en tu vida, hasta llegar a un momento que necesite sanación."

2. Técnicas de Progresión:

La progresión hipnótica permite al paciente explorar futuros posibles, ayudándolos a planificar y visualizar sus metas. El terapeuta guía al paciente hacia adelante en el tiempo, permitiéndole experimentar el logro de sus objetivos. Por ejemplo: "Imagina que estás avanzando en el tiempo, un año hacia el futuro. ¿Cómo es tu vida ahora que has alcanzado tus metas? ¿Qué ves, escuchas y sientes?"

3. Reencuadre de Experiencias Pasadas:

El reencuadre es una técnica utilizada para cambiar la percepción de experiencias pasadas, permitiendo al paciente encontrar nuevos significados y resoluciones. El terapeuta guía al paciente a revivir un evento pasado, pero esta vez con una perspectiva diferente y más empoderadora. Por ejemplo: "Regresa a un momento de tu vida donde te sentiste desafiado. Ahora, con la sabiduría y la fuerza que tienes hoy, ¿cómo puedes reinterpretar esa experiencia para encontrar un significado positivo?"

Capítulo 13

Evaluación y Preparación del Paciente

La evaluación y preparación del paciente son pasos cruciales en el proceso de hipnoterapia. Estos pasos aseguran que tanto el terapeuta como el paciente estén preparados para una experiencia terapéutica efectiva y segura. En este capítulo, exploraremos cómo preparar al paciente para la hipnosis, las técnicas de evaluación inicial, la determinación de la sugestionabilidad y el desarrollo del perfil del paciente.

Preparando el Paciente para la Hipnosis

Preparar adecuadamente al paciente para la hipnosis es esencial para crear un ambiente de confianza y seguridad, lo cual facilita el proceso hipnótico y mejora los resultados terapéuticos.

1. Establecer Rapport:

El primer paso en la preparación del paciente es establecer una buena relación de confianza, también conocida como rapport. Esto se logra a través de la comunicación abierta, la empatía y la escucha activa. Permitir que el paciente exprese sus preocupaciones y expectativas es fundamental para construir una base de confianza.

2. Educación sobre la Hipnosis:

Es importante educar al paciente sobre lo que es la hipnosis y lo que no es. Desmitificar la hipnosis y explicar que es un estado natural de concentración y relajación puede ayudar a reducir cualquier ansiedad o temor. Asegúrate de abordar mitos comunes, como la pérdida de control o la posibilidad de hacer cosas en contra de su voluntad.

3. Establecer Metas Claras:

Trabajar con el paciente para establecer metas claras y alcanzables para la sesión de hipnosis es crucial. Estas metas deben ser específicas, realistas y medibles. Por ejemplo, en lugar de una meta general como "sentirse mejor", una meta más específica sería "reducir la ansiedad en situaciones sociales."

4. Crear un Ambiente Conducente:

Asegúrate de que el ambiente físico sea propicio para la relajación. La sala debe ser tranquila, cómoda y libre de distracciones. La iluminación suave y la música relajante pueden ayudar a crear un ambiente adecuado para la hipnosis.

5. Realizar una Entrevista Inicial:

Llevar a cabo una entrevista inicial permite al terapeuta obtener información relevante sobre la historia del paciente, sus preocupaciones actuales y sus expectativas para la hipnoterapia. Esta entrevista también es una oportunidad para observar la comunicación no verbal del paciente y evaluar su disposición para el proceso.

Técnicas de Evaluación Inicial

La evaluación inicial es una etapa crucial para comprender las necesidades del paciente y planificar la intervención terapéutica de manera efectiva.

1. Historia Clínica y Personal:

Recolectar una historia clínica y personal detallada del paciente es fundamental. Esto incluye información sobre la salud física y mental, antecedentes médicos, experiencias pasadas con terapias, y cualquier evento traumático relevante. También es útil conocer el estilo de vida del paciente, sus relaciones y su entorno social.

2. Evaluación de los Síntomas Actuales:

Identificar y evaluar los síntomas actuales que el paciente está experimentando ayuda a enfocar la intervención terapéutica. Esto puede incluir síntomas físicos, emocionales y conductuales. Utilizar escalas de auto-reporte, como la escala de ansiedad de Hamilton o la escala de depresión de Beck, puede proporcionar una medida objetiva de la severidad de los síntomas.

3. Evaluación de la Motivación y las Expectativas:

Comprender la motivación del paciente para buscar hipnoterapia y sus expectativas sobre el proceso es crucial. Preguntar sobre lo que el paciente espera lograr y cómo se imagina el proceso de hipnosis puede proporcionar información valiosa para adaptar las técnicas y enfoques.

4. Identificación de Recursos y Fortalezas:

Explorar los recursos y fortalezas del paciente, como sus habilidades de afrontamiento, redes de apoyo y experiencias pasadas de éxito, puede ser útil para el proceso terapéutico. Estas fortalezas pueden ser aprovechadas durante la hipnosis para facilitar el cambio positivo.

Determinación de la Sugestionabilidad

La sugestionabilidad es la capacidad del paciente para aceptar y actuar sobre las sugestiones. Evaluar la sugestionabilidad del paciente ayuda a personalizar la intervención hipnótica para maximizar su efectividad.

1. Pruebas de Sugestionabilidad:

Existen varias pruebas que pueden utilizarse para evaluar la sugestionabilidad del paciente. Algunas de las más comunes incluyen:
- Prueba del Globo de Helio y el Cubo de Plomo: Se pide al paciente que cierre los ojos y extienda ambos brazos frente a él. Se le sugiere que una mano sostiene un globo de helio que sube y la otra un cubo de plomo que baja. La respuesta del paciente a estas sugestiones proporciona información sobre su sugestionabilidad.

- Prueba de la Pesadez de los Párpados: Se sugiere al paciente que sus párpados se vuelven cada vez más pesados y difíciles de mantener abiertos. Observar si el paciente cierra los ojos proporciona una medida de su sugestionabilidad.
- Prueba de los Dedos Magnéticos: Se le pide al paciente que junte las yemas de los dedos de ambas manos, dejando un pequeño espacio entre ellas, y se sugiere que los dedos son como imanes que se atraen entre sí. La velocidad con la que los dedos se juntan indica el nivel de sugestionabilidad.

2. Observación del Comportamiento y la Comunicación:

La observación de cómo el paciente responde a las instrucciones y a la comunicación general durante la evaluación inicial también puede proporcionar pistas sobre su sugestionabilidad. La disposición del paciente a seguir las instrucciones y su apertura a la experiencia son indicadores útiles.

Desarrollo del Perfil del Paciente

El desarrollo de un perfil detallado del paciente es fundamental para planificar y personalizar la intervención terapéutica. Este perfil incluye información recopilada durante la evaluación inicial y se actualiza a medida que avanza el proceso terapéutico.

1. Información Básica y de Contacto:

Incluye datos personales del paciente, como nombre, edad, dirección y contacto de emergencia.

2. Historia Clínica y Personal:

Un resumen de la historia clínica y personal del paciente, incluyendo antecedentes médicos, experiencias pasadas con terapias y eventos traumáticos relevantes.

3. Evaluación de Síntomas y Objetivos Terapéuticos:

Un resumen de los síntomas actuales del paciente y las metas específicas para la hipnoterapia. Esto incluye cualquier escala de auto-reporte utilizada y sus resultados.

4. Resultados de la Evaluación de la Sugestionabilidad:

Los resultados de las pruebas de sugestionabilidad y cualquier observación adicional sobre la disposición del paciente para el proceso hipnótico.

5. Plan de Intervención:

Un plan detallado que incluye las técnicas hipnóticas específicas que se utilizarán, la frecuencia de las sesiones y cualquier otra intervención complementaria. Este plan debe ser flexible y adaptarse a las necesidades cambiantes del paciente.

6. Notas de Progreso y Reflexiones:

Registro de cada sesión, incluyendo observaciones, reflexiones y cualquier cambio en el estado del paciente o en sus metas terapéuticas. Estas notas son útiles para evaluar el progreso y ajustar el plan de intervención según sea necesario.

La evaluación y preparación del paciente son pasos fundamentales en la hipnoterapia que aseguran una experiencia terapéutica efectiva y personalizada. Establecer una relación de confianza, educar al paciente sobre la hipnosis, evaluar sus síntomas y su sugestionabilidad, y desarrollar un perfil detallado son componentes esenciales de este proceso.

Capítulo 14

Manejo de Resistencias y Obstáculos

La hipnoterapia es una herramienta poderosa para el cambio y la sanación, pero como cualquier intervención terapéutica, puede encontrar resistencias y obstáculos. La capacidad de identificar y manejar estas resistencias es crucial para el éxito terapéutico.

Identificación de Resistencias Comunes

La resistencia en la hipnoterapia puede manifestarse de diversas maneras y es una respuesta natural del paciente que puede surgir consciente o inconscientemente. Identificar estas resistencias es el primer paso para abordarlas de manera efectiva.

1. Resistencia Consciente:
- Miedo o Ansiedad: Algunos pacientes pueden tener miedo a perder el control o a experimentar emociones intensas. Esta resistencia puede manifestarse como nerviosismo, inquietud o rechazo a la hipnosis.
- Escepticismo: Los pacientes que no creen en la eficacia de la hipnosis pueden mostrar resistencia a entrar en trance. Esta actitud puede derivar de experiencias previas negativas o de una falta de información sobre la hipnoterapia.

2. Resistencia Inconsciente:
- Mecanismos de Defensa: El inconsciente puede utilizar mecanismos de defensa como la racionalización o la evitación para protegerse de experiencias dolorosas o traumáticas.
- Autonomía y Control: La necesidad de mantener el control puede hacer que algunos pacientes resistan la sugestión hipnótica, incluso de manera inconsciente.

3. Resistencia Situacional:
- Entorno Inadecuado: Un ambiente ruidoso o incómodo puede dificultar la relajación y la entrada en trance.
- Estado Emocional del Paciente: El estrés, la fatiga o el estado emocional general del paciente pueden influir en su capacidad para relajarse y aceptar sugestiones.

Casos de Pacientes y sus Soluciones

Caso 1: Ana, la Ejecutiva Escéptica

Contexto:

Ana, una ejecutiva de 35 años, acudió a la hipnoterapia para manejar su estrés laboral. Aunque estaba interesada, mostraba un escepticismo considerable sobre la eficacia de la hipnosis.

Resistencia:

Ana era consciente de su escepticismo y lo expresaba abiertamente, diciendo que no creía que la hipnosis pudiera ayudarla.

Estrategia y Solución:

Dediqué tiempo a educar a Ana sobre la ciencia detrás de la hipnosis, presentando estudios y explicaciones claras sobre cómo funciona el proceso. Se utilizó una inducción progresiva que incluía técnicas de respiración y relajación muscular, permitiendo a Ana experimentar los beneficios inmediatos de la relajación. Después de varias sesiones, Ana comenzó a notar una reducción en su nivel de estrés y se mostró más abierta a las sugestiones hipnóticas.

Caso 2: Juan, el Adolescente Ansioso

Contexto:

Juan, un adolescente de 16 años, tenía problemas de ansiedad relacionados con el rendimiento escolar. Aunque estaba dispuesto a probar la hipnoterapia, tenía miedo de perder el control durante la sesión.

Resistencia:

El miedo de Juan a perder el control durante la hipnosis era su principal resistencia, lo que lo hacía estar tenso e incapaz de relajarse completamente.

Estrategia y Solución:

Utilicé una combinación de técnicas de relajación progresiva y metáforas. Se explicó a Juan que la hipnosis no implica perder el control, sino más bien enfocarse en una experiencia relajante y segura. Usando metáforas como "Imagina que estás en un lugar donde siempre te sientes seguro y feliz," ayudé a Juan a entrar en un estado de trance. A medida que Juan se sentía más seguro y controlado, su resistencia disminuyó y la hipnosis se volvió más efectiva.

Caso 3: Marta, la Superviviente de Trauma

Contexto:

Marta, una mujer de 45 años, buscaba ayuda para superar un trauma pasado. Aunque estaba motivada para sanar, experimentaba una fuerte resistencia inconsciente durante las sesiones hipnóticas.

Resistencia:

La resistencia inconsciente de Marta se manifestaba como una incapacidad para relajarse profundamente y una tendencia a evitar ciertos temas durante la hipnosis.

Estrategia y Solución:

Trabajé con Marta utilizando la técnica de la utilización de la resistencia. En lugar de forzarla a abordar el trauma directamente, validé sus sentimientos y permití que Marta guiara el ritmo de las sesiones. Se utilizaron técnicas de visualización y metáforas para abordar el trauma de manera indirecta. Con el tiempo, Marta se sintió más segura y confiada, permitiendo una exploración más profunda y efectiva de sus experiencias traumáticas.

Manejar resistencias y obstáculos en la hipnoterapia es una habilidad esencial para cualquier terapeuta. La identificación de resistencias comunes, el uso de estrategias efectivas para superarlas y la comprensión de casos específicos proporcionan una base sólida para abordar los desafíos que puedan surgir durante el proceso terapéutico.

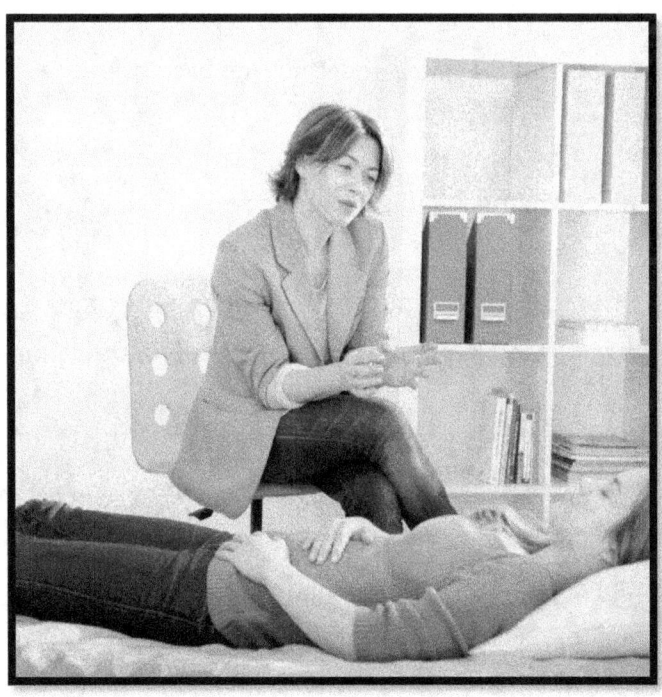

Capítulo 15

Diseño y Estructura de Sesiones Hipnóticas

El diseño y la estructura de las sesiones hipnóticas son fundamentales para el éxito terapéutico. La organización efectiva de cada sesión permite al terapeuta abordar las necesidades específicas del paciente y facilitar cambios profundos y duraderos.

Estructura de una Sesión Hipnótica Completa

Una sesión hipnótica bien estructurada proporciona un marco claro y coherente para la intervención terapéutica. A continuación, se describe la estructura de una sesión hipnótica completa.

1. Introducción y Preparación:
- Saludo y Rapport: Comienza la sesión con una bienvenida cordial, fortaleciendo el rapport y creando un ambiente de confianza.
- Revisión del Progreso: Dedica unos minutos a revisar el progreso desde la última sesión y abordar cualquier preocupación o pregunta que el paciente pueda tener.
- Establecimiento de Objetivos para la Sesión: Clarifica los objetivos específicos de la sesión actual, alineándolos con las metas terapéuticas generales del paciente.

2. Inducción al Trance:
- Técnica de Inducción: Utiliza una técnica de inducción adecuada para guiar al paciente hacia un estado de trance.
- Profundización del Trance: Una vez que el paciente ha alcanzado un estado inicial de trance, utiliza técnicas de profundización para llevarlo a un nivel más profundo y efectivo.

3. Intervención Terapéutica:
- Sugestiones Terapéuticas: Aplica las sugestiones terapéuticas específicas que abordan los objetivos de la sesión. Estas pueden ser directas o indirectas, utilizando metáforas, visualización o trabajo con subpersonalidades.
- Exploración y Resolución: Facilita la exploración de problemas subyacentes y la resolución de conflictos internos. Esto puede incluir técnicas de regresión, progresión o diálogo interno.

4. Salida del Trance y Reintegración:

- Reorientación Gradual: Utiliza sugestiones suaves para guiar al paciente de regreso al estado de vigilia. Esto incluye sugerir que el paciente comenzará a sentirse más alerta y consciente a medida que cuenta hacia adelante.
- Refuerzo de Experiencias Positivas: Refuerza las experiencias positivas y los logros alcanzados durante la sesión. Esto ayuda a consolidar los cambios terapéuticos y prepara al paciente para la siguiente sesión.

5. Cierre y Planificación Futura:

- Revisión de la Sesión: Dedica unos minutos a revisar la sesión con el paciente, discutiendo las experiencias y cualquier revelación significativa.
- Establecimiento de Tareas para el Hogar: Si es apropiado, sugiere tareas para el hogar que refuercen los objetivos terapéuticos. Estas pueden incluir ejercicios de autohipnosis, técnicas de relajación o reflexiones escritas.
- Programación de la Próxima Sesión: Asegúrate de programar la próxima sesión y clarificar cualquier detalle logístico.

Evaluación y Seguimiento del Progreso del Paciente

La evaluación continua y el seguimiento del progreso del paciente son esenciales para adaptar el plan terapéutico y asegurar el éxito a largo plazo.

1. Registro de Sesiones:

Mantén un registro detallado de cada sesión, incluyendo las técnicas utilizadas, las respuestas del paciente y cualquier cambio observado. Este registro proporciona una base para evaluar el progreso y ajustar el plan de tratamiento según sea necesario.

2. Evaluaciones Periódicas:

Realiza evaluaciones periódicas del progreso del paciente utilizando herramientas de evaluación como cuestionarios, escalas de auto-reporte y entrevistas. Estas evaluaciones ayudan a medir los avances hacia las metas terapéuticas y a identificar cualquier área que requiera atención adicional.

3. Retroalimentación del Paciente:

Solicita regularmente la retroalimentación del paciente sobre su experiencia y los resultados percibidos. La retroalimentación directa es invaluable para ajustar las técnicas y enfoques, y para asegurarse de que el paciente se sienta escuchado y valorado.

4. Adaptación del Plan Terapéutico:

Basado en la evaluación continua y la retroalimentación del paciente, adapta el plan terapéutico según sea necesario. Esto puede incluir cambiar las técnicas utilizadas, ajustar la frecuencia de las sesiones o redefinir las metas terapéuticas.

5. Revisión Final y Cierre del Tratamiento:

Cuando el paciente haya alcanzado sus metas terapéuticas, planifica una revisión final y el cierre del tratamiento. Esta revisión debe incluir una reflexión sobre el progreso logrado, la consolidación de cambios positivos y la preparación para la autogestión continua.

El diseño y la estructura de las sesiones hipnóticas son fundamentales para el éxito de la hipnoterapia. La planificación personalizada, la organización estructurada de cada sesión y la evaluación continua del progreso del paciente son componentes esenciales que permiten al terapeuta abordar de manera efectiva las necesidades únicas de cada paciente.

Capítulo 16
Hipnoterapia para la Ansiedad y el Estrés

La ansiedad y el estrés son problemas comunes que afectan a muchas personas en la vida moderna. La hipnoterapia ofrece una herramienta poderosa y eficaz para abordar estos problemas de manera holística, permitiendo a los pacientes encontrar alivio y promover su bienestar integral. En este capítulo, exploraremos técnicas específicas para la reducción de la ansiedad, aplicaciones en el manejo del estrés y métodos de hipnosis guiada para reducir la ansiedad y el estrés.

Técnicas Específicas para la Reducción de la Ansiedad

La ansiedad puede manifestarse de diversas maneras, incluyendo preocupaciones excesivas, miedos irracionales y síntomas físicos como palpitaciones y sudoración. La hipnoterapia puede ayudar a reducir la ansiedad mediante la utilización de varias técnicas específicas.

1. Técnicas de Relajación Progresiva:

La relajación progresiva es una técnica efectiva para reducir la ansiedad. Esta técnica implica guiar al paciente a través de una serie de ejercicios de relajación muscular, comenzando desde los pies y subiendo hasta la cabeza. Al centrarse en cada grupo muscular, el paciente aprende a liberar la tensión y a calmar su mente.

2. Desensibilización Sistemática:

La desensibilización sistemática es una técnica que ayuda a los pacientes a enfrentar gradualmente sus miedos y ansiedades. Durante la hipnosis, el terapeuta guía al paciente a imaginarse en situaciones que le provocan ansiedad, comenzando con las menos estresantes y avanzando hacia las más desafiantes. A medida que el paciente se acostumbra a estas situaciones en un estado de relajación profunda, su ansiedad disminuye.

3. Reestructuración Cognitiva:

La reestructuración cognitiva es una técnica que ayuda a los pacientes a identificar y cambiar pensamientos negativos o irracionales que contribuyen a la ansiedad. Bajo hipnosis, el terapeuta puede ayudar al paciente a reemplazar estos pensamientos con afirmaciones positivas y realistas, promoviendo una perspectiva más saludable y equilibrada.

4. Técnicas de Visualización Guiada:

La visualización guiada permite a los pacientes imaginarse en lugares o situaciones que les producen calma y tranquilidad. Al visualizar estos escenarios, los pacientes pueden reducir su ansiedad y aprender a evocar estas imágenes en situaciones estresantes. Ejemplos comunes incluyen imaginarse en una playa tranquila, un bosque pacífico o una habitación acogedora.

Aplicaciones en el Manejo del Estrés

El estrés crónico puede tener efectos negativos significativos en la salud física y mental. La hipnoterapia ofrece varias técnicas para ayudar a los pacientes a manejar el estrés de manera más efectiva.

1. Técnicas de Anclaje:

El anclaje es una técnica que permite a los pacientes asociar una sensación de calma y relajación con un estímulo específico, como una palabra, una imagen o un gesto. Durante la hipnosis, el terapeuta guía al paciente a entrar en un estado de relajación profunda y luego establece el anclaje. En el futuro, el paciente puede activar este anclaje en situaciones estresantes para evocar rápidamente la sensación de calma.

2. Técnicas de Mindfulness y Atención Plena:

La integración de técnicas de mindfulness en la hipnoterapia puede ayudar a los pacientes a manejar el estrés al centrarse en el momento presente sin juzgar. La hipnosis puede facilitar la práctica del mindfulness, permitiendo a los pacientes observar sus pensamientos y emociones de manera más desapegada y con mayor claridad.

3. Técnica de Respuesta de Relajación:

La técnica de respuesta de relajación es una herramienta poderosa para contrarrestar los efectos del estrés. Durante la hipnosis, el terapeuta guía al paciente a inducir una respuesta de relajación mediante la repetición de una palabra o frase tranquilizadora y la visualización de un escenario relajante. Esta técnica puede reducir significativamente los niveles de estrés y promover una sensación de bienestar general.

4. Trabajo con Metáforas y Simbolismos:

Utilizar metáforas y simbolismos puede ser muy efectivo para manejar el estrés. Por ejemplo, el terapeuta puede guiar al paciente a imaginar que está soltando un pesado saco de preocupaciones en un río, permitiendo que las preocupaciones fluyan y desaparezcan. Este enfoque simbólico puede facilitar la liberación emocional y reducir el estrés.

Hipnosis Guiada para Reducir la Ansiedad y el Estrés

El siguiente texto puede servirte de base para que elabores tu propia hipnosis guiada, que puedes ajustar a cada paciente, y también añadirle aquellos elementos que creas pertinentes de acuerdo a lo que se ha mencionado en los capítulos anteriores.

• • • • • • •

Vamos a comenzar esta sesión de hipnosis en un lugar cómodo y tranquilo. Siéntate o recuéstate en una posición que te haga sentir seguro y relajado. Cierra los ojos y respira profundamente. Inhala lenta y profundamente por la nariz, dejando que tu abdomen se expanda, y luego exhala suavemente por la boca, soltando cualquier tensión acumulada.

Cada inhalación te llena de calma, y cada exhalación libera toda la ansiedad y el estrés que puedas sentir. Siente cómo tu cuerpo se va relajando más y más con cada respiración. A medida que te concentras en tu respiración, permite que cualquier pensamiento o preocupación se desvanezca suavemente, como nubes que pasan en el cielo.

Imagina ahora un lugar donde te sientas completamente en paz. Puede ser un lugar que conozcas bien o uno que crees en tu mente. Quizás sea una playa serena, con el suave murmullo de las olas acariciando la orilla, el sol cálido tocando tu piel y una suave brisa que te envuelve con su frescura. O tal vez sea un bosque verde, con el canto de los pájaros y el aroma de los árboles y flores.

Observa cada detalle de este lugar. Nota los colores, los sonidos, los olores. Siente la textura del suelo bajo tus pies. Este es tu lugar seguro, donde nada puede perturbar tu paz. Permítete disfrutar de la tranquilidad y seguridad que te brinda este entorno.

A medida que te sumerges en este entorno, siente cómo tu cuerpo se relaja aún más. Tu respiración se vuelve más lenta y profunda, y una sensación de calma profunda te envuelve. Imagina que te tumbas en un lugar cómodo dentro de este entorno, sintiendo cómo la tierra o la arena te sostienen suavemente.

En este lugar seguro, comienza a sentir una cálida luz dorada que desciende desde el cielo, envolviéndote suavemente. Esta luz es la esencia de la calma y la serenidad. A medida que te rodea, siente cómo disuelve cualquier tensión que aún puedas tener. La luz penetra en cada célula de tu cuerpo, llevándote a un estado de profunda relajación y bienestar.

Con cada inhalación, imagina que estás inhalando esta luz dorada, llenándote de paz, y con cada exhalación, imagina que estás liberando cualquier rastro de ansiedad y estrés. Siente cómo tu cuerpo y tu mente se llenan de una profunda calma y tranquilidad. Permítete sonreír internamente, sabiendo que estás en un estado de armonía perfecta.

Mientras estás envuelto en esta luz dorada, recuerda un momento en el que te sentiste completamente tranquilo y feliz. Puede ser un recuerdo de tu infancia, un momento especial con alguien querido, o simplemente un instante de paz que hayas experimentado. Revive ese momento, siente esas emociones positivas y permite que se expandan en tu interior.

Ahora, en este estado de profunda calma, quiero que explores cada uno de tus sentidos. Comienza por tu vista interior. Observa los colores vibrantes y los detalles minuciosos de tu lugar seguro. ¿Qué ves? Permítete perderte en la belleza de este entorno.

A continuación, enfócate en los sonidos. Escucha atentamente los sonidos suaves y reconfortantes que te rodean. Puede ser el susurro del viento entre los árboles, el canto de los pájaros, o el suave romper de las olas. Siente cómo estos sonidos te envuelven, llevándote a un estado aún más profundo de relajación.

Ahora, concéntrate en los olores. Inhala profundamente y percibe los aromas que llenan el aire. Tal vez sea el olor salado del mar, el aroma dulce de las flores, o el fresco perfume del bosque. Deja que estos olores llenen tu ser, relajándote aún más.

Finalmente, enfócate en las sensaciones táctiles. Siente la textura del suelo bajo tus pies, la brisa suave que acaricia tu piel, o el calor del sol sobre ti. Permite que estas sensaciones te anclen en este momento de paz absoluta.

En este lugar seguro, comienza a sentir una cálida luz dorada que desciende desde el cielo, envolviéndote suavemente. Esta luz es la esencia de la calma y la serenidad. A medida que te rodea, siente cómo disuelve cualquier tensión que aún puedas tener. La luz penetra en cada célula de tu cuerpo, llevándote a un estado de profunda relajación y bienestar.

Con cada inhalación, imagina que estás inhalando esta luz dorada, llenándote de paz, y con cada exhalación, imagina que estás liberando cualquier rastro de ansiedad y estrés. Siente cómo tu cuerpo y tu mente se llenan de una profunda calma y tranquilidad. Permítete sonreír internamente, sabiendo que estás en un estado de armonía perfecta.

Mientras estás envuelto en esta luz dorada, recuerda un momento en el que te sentiste completamente tranquilo y feliz. Puede ser un recuerdo de tu infancia, un momento especial con alguien querido, o simplemente un instante de paz que hayas experimentado. Revive ese momento, siente esas emociones positivas y permite que se expandan en tu interior.

Mientras te sumerges en esta profunda sensación de bienestar, te das cuenta de que esta calma y serenidad siempre están disponibles para ti. Puedes volver a este lugar seguro y a esta sensación de paz en cualquier momento que lo necesites. Este estado de relajación está anclado en tu mente y en tu corazón.

Para reforzar este anclaje, imagina que llevas contigo un pequeño objeto de tu lugar seguro. Puede ser una concha, una piedra, una flor, cualquier cosa que represente esta paz y tranquilidad. Cada vez que sientas ansiedad o estrés, imagina este objeto en tu mano, y recuerda la calma que sientes ahora.

Ahora, lentamente, comienza a prepararte para regresar al presente. Lleva contigo toda la calma y la serenidad que has experimentado. Poco a poco, empieza a mover tus dedos de las manos y de los pies. Siente el peso de tu cuerpo apoyado donde estás. Cuando estés listo, toma una última inhalación profunda y, al exhalar, abre los ojos lentamente.

Bienvenido de vuelta. Te sientes tranquilo, en paz y lleno de energía positiva para enfrentar tu día con una nueva perspectiva y serenidad. Recuerda que este estado de relajación y bienestar siempre está a tu disposición, solo necesitas conectar con él cuando lo necesites.

• • • • • • •

La hipnoterapia ofrece una variedad de técnicas efectivas para la reducción de la ansiedad y el manejo del estrés. Desde técnicas de relajación progresiva y desensibilización sistemática hasta visualización guiada y anclaje, estas herramientas permiten a los pacientes encontrar alivio y promover su bienestar integral.

Capítulo 17
Hipnoterapia para el Dolor Crónico

El dolor crónico es una condición debilitante que afecta a millones de personas en todo el mundo. La hipnoterapia ha demostrado ser una herramienta eficaz para el manejo del dolor crónico, proporcionando alivio y mejorando la calidad de vida de los pacientes.

Bases Teóricas de la Hipnoterapia en el Manejo del Dolor

La hipnoterapia se basa en la capacidad de la mente para influir en las percepciones y las respuestas fisiológicas del cuerpo. En el manejo del dolor crónico, la hipnoterapia utiliza esta capacidad para reducir la percepción del dolor y mejorar el bienestar general del paciente.

1. Teoría de la Puerta del Dolor:
La teoría de la puerta del dolor, propuesta por Melzack y Wall en 1965, sugiere que la percepción del dolor puede ser modulada por señales nerviosas que compiten entre sí. La hipnosis puede influir en esta "puerta" al alterar las señales nerviosas y reducir la sensación de dolor.

2. Sugestión Hipnótica y Neuroplasticidad:
La hipnosis puede inducir cambios en la neuroplasticidad del cerebro, alterando la manera en que las señales de dolor son procesadas. Las sugestiones hipnóticas pueden modificar las conexiones neuronales, reduciendo la intensidad y la frecuencia del dolor percibido.

3. Relajación y Reducción del Estrés:
El estrés y la tensión muscular pueden exacerbar el dolor crónico. La hipnosis induce un estado de relajación profunda que puede aliviar la tensión muscular y reducir el estrés, disminuyendo así la percepción del dolor.

4. Focalización de la Atención:
La hipnoterapia puede ayudar a los pacientes a desviar su atención del dolor hacia sensaciones más placenteras o neutrales. Al cambiar el foco de atención, la intensidad del dolor percibido puede disminuir significativamente.

Técnicas de Intervención

Existen varias técnicas hipnóticas que pueden ser utilizadas para el manejo del dolor crónico. Estas técnicas se adaptan a las necesidades individuales de cada paciente y pueden combinarse para maximizar su efectividad.

1. Relajación Progresiva:
La relajación progresiva implica guiar al paciente a través de una serie de ejercicios de relajación muscular, comenzando desde los pies y subiendo hasta la cabeza. Esta técnica ayuda a reducir la tensión muscular y el estrés, lo cual puede disminuir la percepción del dolor.

2. Visualización Guiada:
La visualización guiada utiliza la imaginación del paciente para crear escenas mentales de paz y bienestar. Por ejemplo, el paciente puede imaginarse en un lugar tranquilo y seguro donde el dolor no existe. Esta técnica puede desviar la atención del dolor y promover una sensación de relajación y bienestar.

3. Técnica de Disociación:
La técnica de disociación ayuda al paciente a separar la sensación de dolor de su experiencia consciente. Por ejemplo, el terapeuta puede sugerir que el paciente imagine que el dolor está en una parte del cuerpo que puede ser observada desde una distancia, reduciendo así la intensidad del dolor percibido.

4. Técnica de Anclaje:
El anclaje implica asociar una sensación de alivio del dolor con un estímulo específico, como un gesto o una palabra. Durante la hipnosis, el terapeuta guía al paciente a un estado de alivio del dolor y establece el anclaje. En el futuro, el paciente puede utilizar este anclaje para reducir el dolor en cualquier momento.

5. Reestructuración Cognitiva:
La reestructuración cognitiva ayuda a los pacientes a cambiar sus pensamientos negativos o catastróficos sobre el dolor. Bajo hipnosis, el terapeuta puede guiar al paciente a reemplazar estos pensamientos con afirmaciones positivas y realistas sobre su capacidad para manejar el dolor.

Hipnosis Guiada para Reducir el Dolor Crónico

El siguiente texto puede servirte de base para que elabores tu propia hipnosis guiada, que puedes ajustar a cada paciente, y también añadirle aquellos elementos que creas pertinentes de acuerdo a lo que se ha mencionado en los capítulos anteriores.

● ● ● ● ● ● ●

Vamos a comenzar esta sesión de hipnosis en un lugar cómodo y tranquilo. Siéntate o recuéstate en una posición que te haga sentir seguro y relajado. Cierra los ojos y respira profundamente. Inhala lenta y profundamente por la nariz, dejando que tu abdomen se expanda, y luego exhala suavemente por la boca, soltando cualquier tensión acumulada.

Cada inhalación te llena de calma, y cada exhalación libera cualquier incomodidad o preocupación. Siente cómo tu cuerpo se va relajando más y más con cada respiración. A medida que te concentras en tu respiración, permite que cualquier pensamiento o preocupación se desvanezca suavemente, como nubes que pasan en el cielo.

Imagina ahora un lugar donde te sientas completamente en paz. Puede ser un lugar que conozcas bien o uno que crees en tu mente. Quizás sea una playa serena, con el suave murmullo de las olas acariciando la orilla, el sol cálido tocando tu piel y una suave brisa que te envuelve con su frescura. O tal vez sea un bosque verde, con el canto de los pájaros y el aroma de los árboles y flores.

Observa cada detalle de este lugar. Nota los colores, los sonidos, los olores. Siente la textura del suelo bajo tus pies. Este es tu lugar seguro, donde nada puede perturbar tu paz. Permítete disfrutar de la tranquilidad y seguridad que te brinda este entorno.

A medida que te sumerges en este entorno, siente cómo tu cuerpo se relaja aún más. Tu respiración se vuelve más lenta y profunda, y una sensación de calma profunda te envuelve. Imagina que te tumbas en un lugar cómodo dentro de este entorno, sintiendo cómo la tierra o la arena te sostienen suavemente.

Ahora, enfócate en la zona de tu cuerpo donde sientes el dolor. Sin juzgar, simplemente observa esa área. Imagina que el dolor tiene una forma, un color, una textura. Obsérvalo con curiosidad y sin miedo. Este dolor es una señal de tu cuerpo, una parte de ti que necesita atención y cuidado.

A medida que observas el dolor, comienza a imaginar que lo rodeas con una cálida luz curativa. Esta luz puede ser del color que más te guste, el color que asocias con la sanación y el alivio. Siente cómo esta luz comienza a penetrar en la zona afectada, disolviendo lentamente el dolor y reemplazándolo con una sensación de calma y bienestar.

Imagina que esta luz se expande, llenando todo tu cuerpo con su energía curativa. A medida que se expande, siente cómo lleva consigo el dolor, transformándolo en una sensación de alivio y confort. Cada inhalación refuerza esta luz curativa, y cada exhalación libera cualquier residuo de dolor o malestar.

En este estado de profunda calma, quiero que explores cada uno de tus sentidos. Comienza por tu vista interior. Observa los colores vibrantes y los detalles minuciosos de tu lugar seguro. ¿Qué ves? Permítete perderte en la belleza de este entorno.

A continuación, enfócate en los sonidos. Escucha atentamente los sonidos suaves y reconfortantes que te rodean. Puede ser el susurro del viento entre los árboles, el canto de los pájaros, o el suave romper de las olas. Siente cómo estos sonidos te envuelven, llevándote a un estado aún más profundo de relajación.

Ahora, concéntrate en los olores. Inhala profundamente y percibe los aromas que llenan el aire. Tal vez sea el olor salado del mar, el aroma dulce de las flores, o el fresco perfume del bosque. Deja que estos olores llenen tu ser, relajándote aún más.

Finalmente, enfócate en las sensaciones táctiles. Siente la textura del suelo bajo tus pies, la brisa suave que acaricia tu piel, o el calor del sol sobre ti. Permite que estas sensaciones te anclen en este momento de paz absoluta.

En este lugar seguro, comienza a sentir una cálida luz dorada que desciende desde el cielo, envolviéndote suavemente. Esta luz es la esencia de la calma y la serenidad. A medida que te rodea, siente cómo disuelve cualquier tensión que aún puedas tener. La luz penetra en cada célula de tu cuerpo, llevándote a un estado de profunda relajación y bienestar.

Con cada inhalación, imagina que estás inhalando esta luz dorada, llenándote de paz, y con cada exhalación, imagina que estás liberando cualquier rastro de ansiedad y estrés. Siente cómo tu cuerpo y tu mente se llenan de una profunda calma y tranquilidad. Permítete sonreír internamente, sabiendo que estás en un estado de armonía perfecta.

Mientras estás envuelto en esta luz dorada, recuerda un momento en el que te sentiste completamente tranquilo y feliz. Puede ser un recuerdo de tu infancia, un momento especial con alguien querido, o simplemente un instante de paz que hayas experimentado. Revive ese momento, siente esas emociones positivas y permite que se expandan en tu interior.

Mientras te sumerges en esta profunda sensación de bienestar, te das cuenta de que esta calma y serenidad siempre están disponibles para ti. Puedes volver a este lugar seguro y a esta sensación de paz en cualquier momento que lo necesites. Este estado de relajación está anclado en tu mente y en tu corazón.

Para reforzar este anclaje, imagina que llevas contigo un pequeño objeto de tu lugar seguro. Puede ser una concha, una piedra, una flor, cualquier cosa que represente esta paz y tranquilidad. Cada vez que sientas ansiedad o estrés, imagina este objeto en tu mano, y recuerda la calma que sientes ahora.

Ahora, lentamente, comienza a prepararte para regresar al presente. Lleva contigo toda la calma y la serenidad que has experimentado. Poco a poco, empieza a mover tus dedos de las manos y de los pies. Siente el peso de tu cuerpo apoyado donde estás. Cuando estés listo, toma una última inhalación profunda y, al exhalar, abre los ojos lentamente.

Bienvenido de vuelta. Te sientes tranquilo, en paz y lleno de energía positiva para enfrentar tu día con una nueva perspectiva y serenidad. Recuerda que este estado de relajación y bienestar siempre está a tu disposición, solo necesitas conectar con él cuando lo necesites.

● ● ● ● ● ● ●

La hipnoterapia para el dolor crónico ofrece una variedad de técnicas efectivas que pueden proporcionar alivio significativo y mejorar la calidad de vida de los pacientes. Desde la relajación progresiva y la visualización guiada hasta la disociación y el anclaje, estas técnicas permiten a los pacientes manejar su dolor de manera más efectiva y encontrar paz y bienestar.

Al integrar estas técnicas en tu práctica, estarás mejor preparado para abordar las necesidades únicas de cada paciente y ayudarles a reducir el dolor crónico, y así mejorar la calidad de vida de tus pacientes.

Capítulo 18

Hipnoterapia para Trastornos del Sueño

El sueño es una parte fundamental de la salud y el bienestar. Los trastornos del sueño, como el insomnio, pueden tener un impacto significativo en la calidad de vida de las personas. La hipnoterapia ofrece una solución eficaz y no invasiva para mejorar el sueño y tratar diversos trastornos del sueño.

Técnicas para Mejorar el Sueño

La hipnoterapia utiliza una variedad de técnicas para promover un sueño reparador y mejorar la calidad del sueño. Estas técnicas pueden ser personalizadas para satisfacer las necesidades individuales de cada paciente.

1. Relajación Progresiva:

La relajación progresiva es una técnica efectiva para preparar el cuerpo y la mente para el sueño. Consiste en guiar al paciente a través de una serie de ejercicios de relajación muscular, comenzando desde los pies y subiendo hasta la cabeza. Esta técnica ayuda a liberar la tensión acumulada y a inducir un estado de calma profunda.

2. Técnicas de Visualización:

La visualización implica guiar al paciente a imaginarse en un lugar tranquilo y seguro, como una playa soleada o un bosque pacífico. Al enfocar la mente en estas imágenes positivas y relajantes, el paciente puede reducir la ansiedad y el estrés que pueden interferir con el sueño.

3. Técnicas de Respiración:

Las técnicas de respiración profunda y controlada pueden ayudar a calmar la mente y el cuerpo, preparando al paciente para el sueño. La técnica de respiración 4-7-8, donde se inhala durante 4 segundos, se sostiene durante 7 segundos y se exhala durante 8 segundos, es particularmente útil para inducir la relajación.

4. Establecimiento de Rutinas de Sueño:

Ayudar a los pacientes a establecer rutinas de sueño consistentes puede mejorar significativamente la calidad del sueño. Esto incluye mantener horarios regulares para acostarse y levantarse, crear un ambiente propicio para el sueño y evitar estimulantes como la cafeína y los dispositivos electrónicos antes de acostarse.

Tratamiento de Insomnio y Otros Trastornos del Sueño

El insomnio es uno de los trastornos del sueño más comunes, pero la hipnoterapia también puede ser efectiva para tratar otros problemas del sueño, como el síndrome de piernas inquietas y la apnea del sueño.

1. Tratamiento del Insomnio:

El insomnio puede ser causado por una variedad de factores, incluidos el estrés, la ansiedad y los hábitos de sueño poco saludables. La hipnoterapia aborda estas causas subyacentes mediante técnicas de relajación, reestructuración cognitiva y visualización.

- Relajación y Reducción del Estrés: La hipnosis puede inducir un estado de relajación profunda que ayuda a reducir el estrés y la ansiedad, dos factores comunes que contribuyen al insomnio.
- Reestructuración Cognitiva: Bajo hipnosis, los pacientes pueden ser guiados a identificar y reemplazar pensamientos negativos y preocupaciones sobre el sueño con afirmaciones positivas y realistas.
- Visualización Guiada: Utilizar la visualización para crear imágenes mentales de un sueño reparador puede ayudar a los pacientes a relajar la mente y prepararse para dormir.

2. Tratamiento del Síndrome de Piernas Inquietas (SPI):

El SPI es un trastorno neurológico que causa una necesidad irresistible de mover las piernas, especialmente en la noche. La hipnoterapia puede ayudar a aliviar los síntomas del SPI mediante técnicas de relajación y sugestión.

- Técnicas de Relajación: Guiar al paciente a través de ejercicios de relajación muscular puede reducir la tensión en las piernas y disminuir los síntomas del SPI.
- Sugestiones Hipnóticas: Utilizar sugestiones para promover la calma y el confort en las piernas puede ayudar a reducir la necesidad de moverse y mejorar la calidad del sueño.

3. Tratamiento de la Apnea del Sueño:

La apnea del sueño es un trastorno grave que causa interrupciones en la respiración durante el sueño. La hipnoterapia puede complementar otros tratamientos médicos al reducir el estrés y mejorar los hábitos de sueño.

- Reducción del Estrés: Al reducir el estrés y la ansiedad, la hipnosis puede ayudar a los pacientes a tener un sueño más reparador.
- Mejora de los Hábitos de Sueño: Guiar a los pacientes a adoptar hábitos de sueño saludables, como dormir en una posición adecuada y mantener un peso saludable, puede mejorar los síntomas de la apnea del sueño.

Hipnosis Guiada para la Mejora del Sueño

El siguiente texto puede servirte de base para que elabores tu propia hipnosis guiada, que puedes ajustar a cada paciente, y también añadirle aquellos elementos que creas pertinentes de acuerdo a lo que se ha mencionado en los capítulos anteriores.

●●●●●●●

Estoy aquí para guiarte en un viaje hacia un sueño profundo y reparador. Permíteme acompañarte en este momento de relajación y paz. Encuentra un lugar cómodo donde puedas acostarte y cerrar los ojos. Asegúrate de estar en un ambiente tranquilo, sin distracciones, donde puedas dedicar este tiempo solo para ti.

Empieza por tomar una respiración profunda. Inhala lentamente por la nariz, sintiendo cómo el aire llena tus pulmones y tu abdomen se expande. Siente cómo este aire fresco y puro llena cada rincón de tu cuerpo, trayendo consigo una sensación de calma y serenidad. Aguanta el aire un momento... y ahora, exhala suavemente por la boca, soltando toda tensión y preocupaciones del día. Repite este proceso dos veces más, cada vez más lentamente, cada vez más profundamente.

Siente cómo, con cada exhalación, tu cuerpo se vuelve más pesado y relajado. Imagina que el estrés y las tensiones se disuelven con cada salida de aire, dejándote más tranquilo y en paz. Permítete disfrutar de este momento de calma, dejando que cada respiración te lleve más y más profundo en un estado de relajación.

Ahora, quiero que te imagines en un lugar que te inspire calma y serenidad. Tal vez sea una playa tranquila, con el sonido suave de las olas acariciando la orilla. Siente la arena caliente bajo tus pies, escucha el murmullo constante del océano, y siente la brisa marina acariciar tu piel.

O quizás prefieres un bosque pacífico, con el susurro de las hojas movidas por una brisa suave. Imagina el aroma fresco y terroso del bosque, el crujido de las hojas bajo tus pies, y el canto lejano de los pájaros. Escoge tu lugar especial y permite que tu mente se sumerja en este entorno.

Mira a tu alrededor y nota cada detalle. La luz del sol filtrándose a través de las hojas, el color del cielo, los sonidos que te rodean. Siente la textura de la superficie sobre la que estás recostado. Este es tu refugio, un espacio donde te sientes completamente seguro y a gusto. Deja que cada detalle de este lugar te envuelva, absorbiendo su paz y tranquilidad.

Mientras continúas en este lugar de paz, comienza a notar una sensación cálida y reconfortante que empieza en tus pies. Esta sensación de calidez y relajación sube lentamente, recorriendo tus piernas, tus rodillas, y tus muslos. Siente cómo tus músculos se aflojan y liberan cualquier tensión.

Esta ola de relajación sigue su camino, ascendiendo por tu abdomen y tu pecho, envolviendo tu corazón y pulmones en una sensación de tranquilidad profunda. A medida que esta ola sigue su curso, llega a tus hombros, brazos y manos, liberando cualquier tensión acumulada. Tus manos se sienten pesadas y relajadas, como si estuvieran flotando en un mar de serenidad.

Ahora, la ola de relajación llega a tu cuello y cabeza. Siente cómo tu mandíbula se relaja, tus mejillas se suavizan y tus párpados se vuelven pesados. Toda tu cabeza está envuelta en una burbuja de paz y tranquilidad.

Permite que esta ola de relajación profundice aún más. Cada respiración te lleva más y más profundo en un estado de serenidad. Siente cómo cada parte de tu cuerpo se sumerge en una calma profunda, como si estuvieras flotando en un océano de paz.

Mientras estás en este estado de profunda relajación, permíteme hablar directamente a tu mente subconsciente. Eres capaz de dormir profundamente y de manera reparadora. Cada noche, cuando te acuestas, tu mente y tu cuerpo saben que es momento de descansar y recuperarse.

Imagina ahora una puerta delante de ti. Esta puerta lleva a un jardín de sueños tranquilos y rejuvenecedores. Al abrirla, te sientes inundado por una sensación de paz y seguridad. En este jardín, te espera un sueño profundo y placentero. Cruza esta puerta y siente cómo, al otro lado, te envuelve un abrazo de serenidad y descanso.

Cada noche, cuando cierras los ojos, te ves cruzando esta puerta. Sientes cómo tu mente se calma y tu cuerpo se relaja, preparándote para un sueño reparador. Despertarás cada mañana sintiéndote renovado, lleno de energía y listo para el día.

Visualiza ahora una luz suave y cálida que te envuelve, llenándote de tranquilidad y calma. Esta luz te protege y te cuida mientras duermes. Siente cómo esta luz disuelve cualquier preocupación o miedo, dejándote en un estado de completa paz.

Cada noche, cuando cierras los ojos y te preparas para dormir, tu cuerpo y mente saben que es el momento de descansar. Imagina que estás envuelto en una manta de paz y serenidad, que te acoge y te protege durante toda la noche.

Recuerda que el sueño es tu tiempo de recuperación, un momento sagrado donde tu cuerpo y mente se regeneran. Permítete disfrutar de este tiempo, sabiendo que te despertarás sintiéndote revitalizado y listo para enfrentar el nuevo día.

Imagina ahora un reloj en la pared. Este reloj tiene la capacidad de ajustar tu ritmo interno, sincronizando tu cuerpo y mente con el ciclo natural del día y la noche. Cada vez que mires este reloj, tu mente se relajará más profundamente, sabiendo que es el momento de descansar.

Vamos a realizar una visualización más profunda para fortalecer tu capacidad de dormir bien. Imagina que estás caminando por un sendero suave y cómodo. Este sendero te lleva a un lugar mágico, un espacio donde el sueño es profundo y reparador.

A medida que caminas, sientes cómo cada paso te lleva más y más hacia un estado de relajación profunda. Ves a lo lejos una cama acogedora, perfectamente preparada para ti. Esta cama está rodeada de una luz suave y cálida, invitándote a recostarte y descansar.

Acércate a esta cama y siéntete cómodo. Al acostarte, sientes cómo tu cuerpo se hunde en la suavidad del colchón, cada músculo se relaja aún más. Permítete disfrutar de esta sensación, sabiendo que estás seguro y protegido.

Ahora, lentamente comenzaremos a regresar a la consciencia plena. No hay prisa, tómate tu tiempo. A medida que cuento de uno a cinco, sentirás que tu energía vuelve, y cuando llegue a cinco, abrirás los ojos sintiéndote completamente despierto y revitalizado.

Uno... comienza a sentir tu cuerpo nuevamente, moviendo ligeramente tus dedos de las manos y los pies.

Dos... siente la energía recorriendo tus brazos y piernas, volviendo lentamente.

Tres... tu respiración se vuelve más profunda, más energizante.

Cuatro... tu mente se aclara, sientes una sensación de bienestar y renovación.

Cinco... abre los ojos cuando estés listo, sintiéndote completamente despierto, descansado y en paz.

Recuerda que este estado de calma y serenidad está siempre disponible para ti. Cada vez que necesites relajarte y prepararte para dormir, puedes volver a este lugar, a estas sensaciones. Estoy aquí para guiarte siempre que lo necesites. Permítete llevar contigo esta sensación de paz y tranquilidad a lo largo del día y de la noche, sabiendo que puedes acceder a ella cuando lo necesites.

∙ ∙ ∙ ∙ ∙ ∙

La hipnoterapia ofrece una variedad de técnicas efectivas para tratar los trastornos del sueño. Desde la relajación progresiva y la visualización guiada hasta la respiración controlada y la reestructuración cognitiva, estas herramientas permiten a los pacientes encontrar alivio y promover un sueño reparador.

Capítulo 19

Hipnoterapia para Trastornos Alimenticios

Los trastornos alimenticios son problemas complejos que afectan tanto la mente como el cuerpo. La hipnoterapia ofrece una intervención eficaz y holística para tratarlos, ayudando a los pacientes a desarrollar una relación más saludable con la comida y su cuerpo.

Intervenciones en Anorexia, Bulimia y Trastornos de la Alimentación

La hipnoterapia puede ser una herramienta poderosa en el tratamiento de los trastornos alimenticios, ayudando a los pacientes a abordar las causas subyacentes y a desarrollar comportamientos más saludables.

1. Anorexia Nerviosa:

La anorexia nerviosa se caracteriza por una restricción extrema de la ingesta de alimentos y un miedo intenso a ganar peso. La hipnoterapia puede ayudar a los pacientes a cambiar sus patrones de pensamiento y comportamientos relacionados con la comida y el peso.

- Reestructuración Cognitiva: Bajo hipnosis, los pacientes pueden ser guiados a identificar y reemplazar pensamientos negativos sobre su cuerpo y la comida con afirmaciones positivas y realistas.
- Visualización Positiva: Utilizar la visualización para imaginarse a sí mismos en un estado de salud óptima y bienestar puede ayudar a los pacientes a cambiar su percepción de su cuerpo y su relación con la comida.
- Reducción del Estrés y la Ansiedad: La hipnosis puede inducir un estado de relajación profunda, ayudando a reducir el estrés y la ansiedad que a menudo acompañan a la anorexia.

2. Bulimia Nerviosa:

La bulimia nerviosa se caracteriza por episodios de atracones seguidos de comportamientos compensatorios como el vómito autoinducido. La hipnoterapia puede ayudar a interrumpir estos ciclos destructivos y promover hábitos alimenticios saludables.

- Control de los Impulsos: La hipnoterapia puede fortalecer el control de los impulsos, ayudando a los pacientes a resistir la compulsión de atracones y comportamientos compensatorios.
- Resolución de Problemas Emocionales: Muchas veces, los atracones están relacionados con emociones no resueltas. La hipnoterapia puede ayudar a los pacientes a abordar estas emociones de manera constructiva.
- Refuerzo de Comportamientos Saludables: Utilizar sugestiones positivas para reforzar comportamientos alimenticios saludables y equilibrados.

3. Otros Trastornos de la Alimentación:

Otros trastornos de la alimentación, como el trastorno por atracón, también pueden beneficiarse de la hipnoterapia.

- Modificación de Hábitos Alimenticios: La hipnoterapia puede ayudar a los pacientes a establecer patrones alimenticios regulares y saludables, y a reducir la tendencia a los atracones.
- Fomentar la Autoestima: Aumentar la autoestima y la autoaceptación puede ser crucial para tratar los trastornos alimenticios, ayudando a los pacientes a desarrollar una relación más saludable con su cuerpo y la comida.

Técnicas de Modificación de Comportamiento

La modificación de comportamiento es un componente esencial en el tratamiento de los trastornos alimenticios. La hipnoterapia utiliza varias técnicas para ayudar a los pacientes a cambiar sus comportamientos y desarrollar hábitos más saludables.

1. Sugestiones Positivas:

Utilizar sugestiones positivas y afirmaciones durante la hipnosis puede ayudar a los pacientes a internalizar nuevos patrones de comportamiento. Por ejemplo, sugerencias como "Te sientes satisfecho con porciones pequeñas y saludables" o "Disfrutas comiendo alimentos nutritivos y equilibrados."

2. Condicionamiento de Respuesta:

El condicionamiento de respuesta implica asociar comportamientos deseados con estímulos positivos. Durante la hipnosis, el terapeuta puede asociar el acto de comer alimentos saludables con sensaciones de placer y satisfacción.

3. Técnica de Anclaje:

El anclaje puede ser utilizado para asociar una sensación de control y bienestar con un gesto específico, como presionar suavemente los dedos juntos. En momentos de tentación o estrés, el paciente puede usar esta ancla para reforzar su control y mantener comportamientos saludables.

4. Reforzamiento de Hábitos Saludables:

Refuerza los hábitos saludables utilizando visualizaciones y sugestiones que fomenten la regularidad y el equilibrio en la alimentación. Por ejemplo, visualizar una rutina diaria donde se consumen comidas balanceadas y se siente una sensación de energía y bienestar.

5. Desensibilización Sistemática:

Esta técnica implica exponer gradualmente al paciente a situaciones que normalmente desencadenan comportamientos alimenticios no saludables, mientras se encuentra en un estado de relajación profunda. Esto puede ayudar a reducir la ansiedad asociada con estas situaciones y promover respuestas más saludables.

Hipnosis Guiada para el Tratamiento de Trastornos Alimenticios

El siguiente texto puede servirte de base para que elabores tu propia hipnosis guiada, que puedes ajustar a cada paciente, y también añadirle aquellos elementos que creas pertinentes de acuerdo a lo que se ha mencionado en los capítulos anteriores.

• • • • • • •

Estoy aquí para acompañarte en un viaje hacia la sanación y el equilibrio. Permíteme guiarte en este momento de relajación y autoconocimiento. Encuentra un lugar cómodo donde puedas acostarte y cerrar los ojos. Asegúrate de estar en un ambiente tranquilo y seguro, sin distracciones, donde puedas dedicar este tiempo solo para ti.

Empieza por tomar una respiración profunda. Inhala lentamente por la nariz, sintiendo cómo el aire llena tus pulmones y tu abdomen se expande. Siente cómo este aire fresco y puro llena cada rincón de tu cuerpo, trayendo consigo una sensación de calma y serenidad. Aguanta el aire un momento... y ahora, exhala suavemente por la boca, soltando toda tensión y preocupaciones del día. Repite este proceso dos veces más, cada vez más lentamente, cada vez más profundamente.

Siente cómo, con cada exhalación, tu cuerpo se vuelve más denso y relajado. Imagina que el estrés y las tensiones se disuelven con cada salida de aire, dejándote más tranquilo y en paz. Permítete disfrutar de este momento de calma, dejando que cada respiración te lleve más y más profundo en un estado de relajación.

Ahora, quiero que te imagines en un lugar que te inspire calma y serenidad. Tal vez sea un jardín lleno de flores, con el suave aroma de las plantas y el sonido del viento susurrando entre las hojas. Siente la suavidad del césped bajo tus pies, escucha el murmullo constante del agua en una fuente cercana, y siente la brisa suave acariciar tu piel.

Escoge tu lugar especial y permite que tu mente se sumerja en este entorno.

Mira a tu alrededor y nota cada detalle. La luz del sol filtrándose a través de las hojas, el color del cielo, los sonidos que te rodean. Siente la textura de la superficie sobre la que estás recostada. Este es tu refugio, un espacio donde te sientes completamente seguro y a gusto. Deja que cada detalle de este lugar te envuelva, absorbiendo su paz y tranquilidad.

Mientras continúas en este lugar de paz, comienza a notar una sensación cálida y reconfortante que empieza en tus pies. Esta sensación de calidez y relajación sube lentamente, recorriendo tus piernas, tus rodillas y tus muslos. Siente cómo tus músculos se aflojan y liberan cualquier tensión.

Esta ola de relajación sigue su camino, ascendiendo por tu abdomen y tu pecho, envolviendo tu corazón y pulmones en una sensación de tranquilidad profunda. A medida que esta ola sigue su curso, llega a tus hombros, brazos y manos, liberando cualquier tensión acumulada. Tus manos se sienten relajadas, como si estuvieran flotando en un mar de serenidad.

Ahora, la ola de relajación llega a tu cuello y cabeza. Siente cómo tu mandíbula se relaja, tus mejillas se suavizan y tus párpados se vuelven pesados. Toda tu cabeza está envuelta en una burbuja de paz y tranquilidad.

Permite que esta ola de relajación profundice aún más. Cada respiración te lleva más y más profundo a un estado de serenidad. Siente cómo cada parte de tu cuerpo se sumerge en una calma profunda, como si estuvieras flotando en un océano de paz.

Mientras estás en este estado de profunda relajación, permíteme hablar directamente a tu mente subconsciente. Eres capaz de encontrar equilibrio y sanación en tu relación con la comida. Cada día, te sientes más en control, más consciente de tus necesidades y más capaz de cuidarte a ti mismo de manera amorosa y compasiva.

Imagina ahora una puerta delante de ti. Esta puerta lleva a un espacio de sanación y equilibrio. Al abrirla, te sientes inundado por una sensación de paz y seguridad. En este espacio, te espera una relación saludable y amorosa con la comida.

Cruza esta puerta y siente cómo, al otro lado, te envuelve un abrazo de serenidad y autocuidado.

Cada día, cuando te enfrentas a la comida, te ves cruzando esta puerta. Sientes cómo tu mente se calma y tu cuerpo se relaja, preparándote para una relación equilibrada y saludable con la alimentación. Despertarás cada mañana sintiéndote más fuerte, más equilibrado y listo para cuidar de ti mismo.

Visualiza ahora una luz suave y cálida que te envuelve, llenándote de tranquilidad y calma. Esta luz te protege y te cuida mientras trabajas en sanar tu relación con la comida. Siente cómo esta luz disuelve cualquier preocupación o miedo, dejándote en un estado de completa paz.

Cada día, cuando te enfrentas a la comida, tu cuerpo y mente saben que es el momento de nutrirte y cuidarte. Imagina que estás envuelto en una manta de paz y serenidad, que te acoge y te protege durante todo el proceso de sanación.

Recuerda que la comida es tu aliada, un medio para nutrir y cuidar tu cuerpo. Permítete disfrutar de este proceso, sabiendo que estás trabajando hacia un equilibrio saludable y amoroso.

Imagina ahora un jardín lleno de alimentos saludables y nutritivos. Este jardín tiene todo lo que necesitas para sentirte bien, fuerte y equilibrado. Cada vez que te enfrentas a la comida, recuerda este jardín y la abundancia de opciones saludables que tienes a tu disposición.

Ahora, quiero que presiones suavemente tu pulgar y tu dedo índice juntos. Este gesto será un ancla para la sensación de bienestar y equilibrio que sientes ahora. En el futuro, siempre que necesites reforzar tu relación saludable con la comida, puedes hacer este gesto y sentir la misma paz profunda.

Ahora, lentamente comenzaremos a regresar a la consciencia plena. No hay prisa, tómate tu tiempo. A medida que cuento de uno a cinco, sentirás que tu energía vuelve, y cuando llegue a cinco, abrirás los ojos sintiéndote completamente despierto y revitalizado.

Uno... comienza a sentir tu cuerpo nuevamente, moviendo ligeramente tus dedos de las manos y los pies.
Dos... siente la energía recorriendo tus brazos y piernas, volviendo lentamente.
Tres... tu respiración se vuelve más profunda, más energizante.
Cuatro... tu mente se aclara, sientes una sensación de bienestar y renovación.
Cinco... abre los ojos cuando estés listo, sintiéndote completamente despierto, descansado y en paz.

Recuerda este estado de calma y serenidad que está siempre disponible para ti. Cada vez que necesites relajarte y trabajar en sanar tu relación con la comida, puedes volver a este lugar, a estas sensaciones. Permítete llevar contigo esta sensación de paz y tranquilidad a lo largo del día, sabiendo que puedes acceder a ella cuando lo necesites.

••••••

      La hipnoterapia para los trastornos alimenticios ofrece una variedad de técnicas efectivas que pueden proporcionar alivio significativo y mejorar la relación de los pacientes con la comida y su cuerpo. Desde la reestructuración cognitiva y la visualización positiva hasta el control de los impulsos y el reforzamiento de hábitos saludables, estas herramientas permiten a los pacientes encontrar alivio y promover su bienestar integral.

Capítulo 20

Hipnoterapia en la Gestión del Peso

La gestión del peso es un desafío común para muchas personas, y la hipnoterapia ofrece una aproximación holística y efectiva para ayudar a los pacientes a alcanzar y mantener un peso saludable.

Técnicas para la Gestión del Peso

La hipnoterapia utiliza una variedad de técnicas para ayudar a los pacientes a cambiar sus hábitos alimenticios y comportamientos relacionados con el peso.

1. Reestructuración Cognitiva:
La reestructuración cognitiva implica cambiar los patrones de pensamiento negativos o disfuncionales que contribuyen al aumento de peso. Bajo hipnosis, los pacientes pueden ser guiados a identificar estos pensamientos y reemplazarlos con afirmaciones positivas y realistas.

- Ejemplo: Transformar pensamientos como "Nunca podré perder peso" en "Tengo la capacidad de alcanzar y mantener un peso saludable."

2. Visualización Positiva:
La visualización positiva utiliza la imaginación para crear imágenes mentales de éxito en la gestión del peso. Los pacientes visualizan alcanzar sus objetivos de peso y disfrutar de los beneficios de un estilo de vida saludable.

- Ejemplo: Imaginarse a sí mismos con más energía, utilizando ropa que les gusta y participando en actividades físicas con facilidad.

3. Técnicas de Relajación:

El estrés y la ansiedad pueden llevar a comer en exceso. La hipnoterapia utiliza técnicas de relajación para ayudar a los pacientes a manejar el estrés de manera más efectiva, reduciendo así la necesidad de recurrir a la comida como mecanismo de afrontamiento.

- Ejemplo: Guiar al paciente a través de ejercicios de respiración profunda y relajación muscular progresiva para reducir la ansiedad y promover la calma.

4. Técnica de Anclaje:

El anclaje es una técnica que asocia una sensación de control y bienestar con un estímulo específico, como un gesto o una palabra. Esta ancla puede ser utilizada por el paciente en momentos de tentación para reforzar su capacidad de tomar decisiones saludables.

- Ejemplo: Presionar suavemente el pulgar y el dedo índice juntos mientras se repite una afirmación positiva como "Estoy en control de mis decisiones alimenticias."

Programas de Intervención y Mantenimiento

Para que la gestión del peso sea efectiva y sostenible, es importante que los programas de intervención incluyan componentes de mantenimiento. Estos programas deben ser personalizados para satisfacer las necesidades individuales de cada paciente.

1. Evaluación Inicial y Establecimiento de Metas:

El primer paso es realizar una evaluación completa del paciente, que incluya su historia médica, hábitos alimenticios, nivel de actividad física y factores emocionales. Basado en esta evaluación, se establecen metas claras y alcanzables.

- Ejemplo: Establecer una meta de perder un cierto número de kilos en un período de tiempo realista, junto con objetivos intermedios para mantener la motivación.

2. Plan de Alimentación Saludable:

Desarrollar un plan de alimentación saludable que sea equilibrado y sostenible es crucial. Este plan debe incluir una variedad de alimentos nutritivos y ser adaptable a las preferencias y necesidades del paciente.

- Ejemplo: Incluir comidas balanceadas con una combinación de proteínas, carbohidratos complejos y grasas saludables, y fomentar la ingesta de frutas y verduras.

3. Incorporación de la Actividad Física:

La actividad física regular es un componente esencial para la gestión del peso. El plan de intervención debe incluir recomendaciones para la actividad física que sean agradables y sostenibles para el paciente.

- Ejemplo: Sugerir actividades como caminar, nadar o practicar yoga, que el paciente disfrute y pueda incorporar fácilmente en su rutina diaria.

4. Seguimiento y Apoyo Continuo:

El seguimiento regular y el apoyo continuo son fundamentales para el éxito a largo plazo. Las sesiones de seguimiento permiten al terapeuta ajustar el plan según sea necesario y proporcionar motivación y apoyo al paciente.

- Ejemplo: Programar sesiones mensuales de seguimiento para revisar el progreso, discutir cualquier desafío y ajustar el plan de intervención según sea necesario.

Hipnosis Guiada para Intervenir en la Gestión del Peso

El siguiente texto puede servirte de base para que elabores tu propia hipnosis guiada, que puedes ajustar a cada paciente, y también añadirle aquellos elementos que creas pertinentes de acuerdo a lo que se ha mencionado en los capítulos anteriores.

• • • • • • •

Bienvenido. Antes de comenzar, asegúrate de que estás en un lugar cómodo y tranquilo. Siéntate o recuéstate en una posición relajada. Vamos a iniciar un viaje hacia un estilo de vida más saludable para el control de tu peso.

Para comenzar, cierra tus ojos y toma una respiración profunda. Inhala lentamente por la nariz... y exhala suavemente por la boca. Con cada exhalación, siente cómo tu cuerpo se relaja más y más.

Imagina una luz cálida y relajante sobre tu cabeza. Esta luz comienza a descender, relajando cada músculo y cada fibra de tu cuerpo. Siente cómo la luz desciende por tu frente, relajando los músculos de tu cara... tu cuello... tus hombros... y tus brazos.

A medida que la luz continúa bajando, sientes una profunda relajación en tu pecho... tu abdomen... tus piernas... y finalmente en tus pies. Con cada exhalación, permite que cualquier tensión se disuelva, dejando tu cuerpo completamente relajado.

Ahora, quiero que imagines que estás en un lugar tranquilo y seguro, donde te sientas completamente a salvo y en paz.

Imagina que estás en un sendero hermoso. A tu alrededor, ves árboles frondosos y flores de colores brillantes. Sientes el suelo firme bajo tus pies y una suave brisa en tu piel.

Siente cómo la tranquilidad de este lugar se extiende por todo tu cuerpo, desde la cabeza hasta los pies. Con cada respiración, te sumerges más y más en esta sensación de paz y bienestar.

A medida que disfrutas de este lugar tranquilo, quiero que pienses en tus hábitos alimenticios y tu relación con la comida. Imagina que cualquier pensamiento negativo o destructivo es como una nube oscura.

Ahora, imagina que una brisa suave comienza a soplar, dispersando la nube lentamente. Con cada exhalación, la nube se vuelve más ligera y se desvanece un poco más. Siente cómo la brisa lleva consigo cualquier pensamiento negativo, dejando atrás una sensación de claridad y paz.

Permite que esta sensación de claridad y paz se extienda a tu relación con la comida. Imagina que disfrutas de alimentos saludables y nutritivos, y que cada bocado te llena de energía y vitalidad.

Visualiza que tu cuerpo se siente fuerte y saludable. Siente cómo cada célula de tu cuerpo se llena de bienestar, dejándote sentir en paz con tu alimentación y tu cuerpo.

Ahora, quiero que presiones suavemente tu pulgar y tu dedo índice juntos. Este gesto será un ancla para la sensación de bienestar y equilibrio que sientes ahora. En el futuro, siempre que necesites reforzar tu control y decisiones saludables, puedes hacer este gesto y sentir la misma paz profunda.

En unos momentos, voy a contar de uno a cinco. Con cada número, comenzarás a sentirte más alerta y consciente, trayendo contigo esta sensación de bienestar y control.

Uno... siente cómo tu cuerpo empieza a despertar suavemente.

Dos... comenzando a tomar conciencia de tu entorno.

Tres... moviendo lentamente tus dedos y tus pies.

Cuatro... tomando una respiración profunda, sintiéndote refrescado y renovado.

Cinco... abre tus ojos lentamente, sintiéndote completamente despierto y en paz.

Tómate un momento para reflexionar sobre esta experiencia. ¿Cómo te sientes? Recuerda que siempre puedes volver a este estado de bienestar utilizando tu ancla. Gracias por permitirte este tiempo para cuidar de ti mismo y mejorar tu relación con la comida y tu cuerpo.

• • • • • •

La hipnoterapia para la gestión del peso ofrece una variedad de técnicas efectivas que pueden proporcionar un control significativo y mejorar la relación de los pacientes con la comida y su cuerpo. Desde la reestructuración cognitiva y la visualización positiva hasta el control de los impulsos y el reforzamiento de hábitos saludables, estas herramientas permiten a los pacientes encontrar alivio y promover su bienestar integral.

Capítulo 21

Hipnoterapia para Adicciones

Las adicciones son problemas complejos que afectan tanto la mente como el cuerpo. La hipnoterapia ofrece una intervención eficaz y holística para tratar diversas adicciones, ayudando a los pacientes a superar sus dependencias y desarrollar un estilo de vida más saludable.

Tratamiento de Adicciones con Hipnoterapia

La hipnoterapia aborda las adicciones desde múltiples ángulos, trabajando tanto con el consciente como con el inconsciente para promover el cambio.

1. Identificación de los Desencadenantes:
Uno de los primeros pasos en el tratamiento de las adicciones es identificar los desencadenantes que llevan al comportamiento adictivo. Bajo hipnosis, los pacientes pueden explorar las causas subyacentes de su adicción, como el estrés, la ansiedad, la depresión o el trauma.

2. Reestructuración Cognitiva:
La reestructuración cognitiva es esencial para cambiar los patrones de pensamiento que perpetúan la adicción. La hipnoterapia puede ayudar a los pacientes a reemplazar pensamientos negativos y autodestructivos con afirmaciones positivas y constructivas.

3. Reducción de los Deseos:
Mediante la hipnosis, es posible reducir los deseos intensos y las urgencias que caracterizan muchas adicciones. Las sugestiones hipnóticas pueden ayudar a los pacientes a disminuir la intensidad de estos deseos y a desarrollar una mayor resistencia frente a las tentaciones.

4. Fomento de la Autoestima y el Autocontrol:
La hipnoterapia también se enfoca en aumentar la autoestima y el sentido de autocontrol de los pacientes. Sentirse empoderado y en control de sus decisiones es crucial para superar una adicción.

Técnicas Específicas y Programas de Intervención

Las técnicas específicas y los programas de intervención deben ser adaptados a las necesidades individuales de cada paciente, proporcionando un enfoque personalizado y holístico para el tratamiento de las adicciones.

1. Técnicas de Relajación y Manejo del Estrés:
El estrés es un desencadenante común de las adicciones. Las técnicas de relajación, como la respiración profunda y la relajación muscular progresiva, pueden ayudar a los pacientes a manejar el estrés de manera más efectiva y reducir su dependencia de sustancias o comportamientos adictivos.

2. Técnica de Anclaje:
El anclaje es una técnica poderosa para ayudar a los pacientes a mantener el control frente a las tentaciones. Durante la hipnosis, se puede establecer un ancla asociada con una sensación de calma y control, que el paciente puede activar en momentos de necesidad.
- Ejemplo: Presionar suavemente el pulgar y el dedo índice juntos mientras se repite una afirmación positiva como "Estoy en control de mis decisiones."

3. Desensibilización Sistemática:
La desensibilización sistemática implica exponer gradualmente al paciente a los desencadenantes de su adicción mientras se encuentra en un estado de relajación profunda. Esto ayuda a reducir la ansiedad asociada con estos desencadenantes y a promover respuestas más saludables.

4. Visualización Positiva:
La visualización positiva utiliza la imaginación para crear imágenes mentales de éxito en la superación de la adicción. Los pacientes pueden visualizarse a sí mismos libres de adicción, disfrutando de una vida saludable y plena.
- Ejemplo: Imaginarse participando en actividades saludables y sintiéndose orgullosos de sus logros.

5. Programas de Intervención y Mantenimiento:
Los programas de intervención y mantenimiento deben incluir un enfoque integral que aborde tanto los aspectos físicos como emocionales de la adicción. Estos programas deben ser personalizados y ajustados según el progreso del paciente.

- Evaluación Inicial y Establecimiento de Metas: Realizar una evaluación completa del paciente para identificar los desencadenantes y establecer metas claras y alcanzables para el tratamiento.
- Plan de Tratamiento Personalizado: Desarrollar un plan de tratamiento que incluya técnicas de hipnoterapia, asesoramiento y apoyo continuo.
- Seguimiento Regular: Programar sesiones regulares de seguimiento para revisar el progreso del paciente y ajustar el plan de tratamiento según sea necesario.

Hipnosis Guiada para el Tratamiento de Adicciones

El siguiente texto puede servirte de base para que elabores tu propia hipnosis guiada, que puedes ajustar a cada paciente, y también añadirle aquellos elementos que creas pertinentes de acuerdo a lo que se ha mencionado en los capítulos anteriores.

• • • • • • •

Bienvenido. Antes de comenzar, asegúrate de que estás en un lugar cómodo y tranquilo donde no serás interrumpido. Siéntate o recuéstate en una posición relajada. Vamos a iniciar un viaje hacia la libertad y el control sobre tu vida.

Para comenzar, cierra tus ojos y toma una respiración profunda. Inhala lentamente por la nariz... y exhala suavemente por la boca. Con cada exhalación, siente cómo tu cuerpo se relaja más y más.

Imagina una luz cálida y relajante sobre tu cabeza. Esta luz comienza a descender, relajando cada músculo y cada fibra de tu cuerpo. Siente cómo la luz desciende por tu frente, relajando los músculos de tu cara... tu cuello... tus hombros... y tus brazos.

A medida que la luz continúa bajando, sientes una profunda relajación en tu pecho... tu abdomen... tus piernas... y finalmente en tus pies. Con cada exhalación, permite que cualquier tensión se disuelva, dejando tu cuerpo completamente relajado.

Ahora, quiero que imagines que estás en un lugar tranquilo y seguro. Este lugar puede ser real o imaginario, un lugar donde te sientas completamente a salvo y en paz.

Imagina que estás en un jardín hermoso. Escucha el suave murmullo de un arroyo cercano y siente la brisa suave acariciando tu piel. Las flores a tu alrededor desprenden un aroma dulce y agradable.

Siente cómo la tranquilidad de este lugar se extiende por todo tu cuerpo, desde la cabeza hasta los pies. Con cada respiración, te sumerges más y más en esta sensación de paz y bienestar.

A medida que disfrutas de este lugar tranquilo, quiero que pienses en tu relación con la adicción. Imagina que cualquier deseo o urgencia es como una nube oscura.

Ahora, imagina que una brisa suave comienza a soplar, dispersando la nube lentamente. Con cada exhalación, la nube se vuelve más ligera y se desvanece un poco más. Siente cómo la brisa lleva consigo cualquier deseo o urgencia, dejando tras de sí una sensación de claridad y control.

Permite que esta sensación de claridad y control se extienda a tu vida diaria. Imagina que enfrentas las tentaciones con una fuerza y determinación renovadas. Visualiza que tomas decisiones saludables que te acercan a tus metas de bienestar.

Visualiza que tu cuerpo se siente fuerte y saludable. Siente cómo cada célula de tu cuerpo se llena de bienestar, dejándote sentir en paz con tus decisiones y tu vida.

Ahora, quiero que presiones suavemente tu pulgar y tu dedo índice juntos. Este gesto será un ancla para la sensación de control y determinación que sientes ahora. En el futuro, siempre que necesites reforzar tu control frente a las tentaciones, puedes hacer este gesto y sentir la misma paz profunda.

En unos momentos, voy a contar de uno a cinco. Con cada número, comenzarás a sentirte más alerta y consciente, trayendo contigo esta sensación de control y bienestar.

Uno... siente cómo tu cuerpo empieza a despertar suavemente.

Dos... comenzando a tomar conciencia de tu entorno.

Tres... moviendo lentamente tus dedos y tus pies.

Cuatro... tomando una respiración profunda, sintiéndote refrescado y renovado.

Cinco... abre tus ojos lentamente, sintiéndote completamente despierto y en paz.

Tómate un momento para reflexionar sobre esta experiencia. ¿Cómo te sientes? Recuerda que siempre puedes volver a este estado de control y bienestar utilizando tu ancla. Gracias por permitirte este tiempo para cuidar de ti mismo y superar tu adicción.

• • • • • • •

La hipnoterapia para las adicciones ofrece una variedad de técnicas efectivas que pueden proporcionar un control significativo y mejorar la relación de los pacientes con ellos mismos y con sus comportamientos adictivos. Desde la identificación de los desencadenantes y la reestructuración cognitiva hasta la reducción de los deseos y el fomento de la autoestima y el autocontrol, estas herramientas permiten a los pacientes encontrar alivio y promover su bienestar integral.

Capítulo 22

Hipnosis y Trauma

El trauma puede tener un impacto profundo y duradero en la vida de una persona, afectando tanto su bienestar emocional como físico. La hipnoterapia ofrece una herramienta poderosa y eficaz para el tratamiento del trauma y el Trastorno de Estrés Postraumático (PTSD). En este capítulo, exploraremos cómo la hipnosis puede utilizarse en el tratamiento del PTSD, técnicas específicas para la desensibilización y el reprocesamiento, así como métodos de hipnosis guiada para el tratamiento de traumas.

Hipnosis en el Tratamiento de PTSD

El Trastorno de Estrés Postraumático (PTSD) es una condición debilitante que puede desarrollarse después de experimentar un evento traumático. La hipnosis se ha demostrado eficaz en el tratamiento del PTSD, proporcionando alivio y facilitando la recuperación.

1. Identificación y Procesamiento del Trauma:
La hipnosis permite a los pacientes acceder a sus recuerdos traumáticos en un entorno controlado y seguro. Bajo hipnosis, los pacientes pueden explorar y procesar estos recuerdos sin experimentar el mismo nivel de angustia que sentirían en un estado consciente.

2. Reducción de la Ansiedad y el Estrés:
La hipnosis induce un estado de relajación profunda que puede ayudar a reducir la ansiedad y el estrés asociados con el PTSD. Este estado de relajación también puede ayudar a los pacientes a sentirse más seguros y protegidos durante el proceso de tratamiento.

3. Reestructuración Cognitiva:
La hipnoterapia puede ayudar a los pacientes a cambiar sus pensamientos y creencias negativas sobre el trauma. Esto puede incluir trabajar en sentimientos de culpa, vergüenza o impotencia, y reemplazarlos con pensamientos más positivos y constructivos.

4. Establecimiento de Estrategias de Afrontamiento:

La hipnosis puede enseñar a los pacientes, estrategias de afrontamiento efectivas para manejar los desencadenantes del PTSD. Estas estrategias pueden incluir técnicas de relajación, visualización positiva y el uso de anclajes para evocar una sensación de calma y control.

Técnicas para la Desensibilización y Reprocesamiento

La desensibilización y el reprocesamiento son técnicas clave en el tratamiento del trauma. La hipnoterapia utiliza varias técnicas para ayudar a los pacientes a desensibilizarse de sus recuerdos traumáticos y a reprocesarlos de manera más saludable.

1. Desensibilización Sistemática:

La desensibilización sistemática implica exponer gradualmente al paciente a los recuerdos traumáticos mientras se encuentra en un estado de relajación profunda. Esta técnica ayuda a reducir la ansiedad asociada con estos recuerdos y a promover respuestas más saludables.

- Ejemplo: Guiar al paciente a recordar el evento traumático en detalle, comenzando por los aspectos menos angustiantes y avanzando gradualmente hacia los más desafiantes.

2. Reprocesamiento Adaptativo:

El reprocesamiento adaptativo implica ayudar a los pacientes a reevaluar y reinterpretar sus experiencias traumáticas de manera más positiva. Bajo hipnosis, los pacientes pueden explorar nuevas perspectivas sobre el trauma y desarrollar una comprensión más equilibrada y saludable.

- Ejemplo: Guiar al paciente a imaginar cómo podría haber manejado la situación de manera diferente, o cómo puede aprender y crecer a partir de la experiencia.

3. Técnicas de Visualización:

La visualización es una herramienta poderosa para el reprocesamiento del trauma. Los pacientes pueden ser guiados a visualizarse a sí mismos en un lugar seguro y tranquilo, donde pueden procesar el trauma sin sentirse abrumados.

- Ejemplo: Imaginar un lugar seguro donde pueden enfrentar el recuerdo traumático con una sensación de calma y control.

4. Técnica de Anclaje:

El anclaje puede ser utilizado para ayudar a los pacientes a mantener el control durante el proceso de desensibilización y reprocesamiento. Un ancla asociada con una sensación de calma y seguridad puede ser activada cuando el paciente se sienta abrumado.

- Ejemplo: Presionar suavemente el pulgar y el dedo índice juntos mientras se repite una afirmación positiva como "Estoy a salvo y en control."

Hipnosis Guiada para el Tratamiento de Traumas

El siguiente texto puede servirte de base para que elabores tu propia hipnosis guiada, que puedes ajustar a cada paciente, y también añadirle aquellos elementos que creas pertinentes de acuerdo a lo que se ha mencionado en los capítulos anteriores.

•••••••

Estoy aquí para acompañarte en un viaje hacia la sanación y la liberación. Permíteme guiarte en este momento de relajación y autoconocimiento. Encuentra un lugar cómodo donde puedas acostarte y cerrar los ojos. Asegúrate de estar en un ambiente tranquilo y seguro, sin distracciones, donde puedas dedicar este tiempo solo para ti.

Empieza por tomar una respiración profunda. Inhala lentamente por la nariz, sintiendo cómo el aire llena tus pulmones y tu abdomen se expande. Siente cómo este aire fresco y puro llena cada rincón de tu cuerpo, trayendo consigo una sensación de calma y serenidad. Aguanta el aire un momento... y ahora, exhala suavemente por la boca, soltando toda tensión y preocupaciones del día. Repite este proceso dos veces más, cada vez más lentamente, cada vez más profundamente.

Siente cómo, con cada exhalación, tu cuerpo se vuelve más pesado y relajado. Imagina que el estrés y las tensiones se disuelven con cada salida de aire, dejándote más tranquilo y en paz. Permítete disfrutar de este momento de calma, dejando que cada respiración te lleve más y más profundo en un estado de relajación.

Ahora, quiero que te imagines en un lugar que te inspire calma y serenidad. Tal vez sea un bosque pacífico, con el susurro de las hojas movidas por una brisa suave. Siente el aroma fresco y terroso del bosque, el crujido de las hojas bajo tus pies, y el canto lejano de los pájaros.

Escoge tu lugar especial y permite que tu mente se sumerja en este entorno.

Mira a tu alrededor y nota cada detalle. La luz del sol filtrándose a través de las hojas, el color del cielo, los sonidos que te rodean. Siente la textura de la superficie sobre la que estás recostado. Este es tu refugio, un espacio donde te sientes completamente seguro y a gusto. Deja que cada detalle de este lugar te envuelva, absorbiendo su paz y tranquilidad.

Mientras continúas en este lugar de paz, comienza a notar una sensación cálida y reconfortante que empieza en tus pies. Esta sensación de calidez y relajación sube lentamente, recorriendo tus piernas, tus rodillas y tus muslos. Siente cómo tus músculos se aflojan y liberan cualquier tensión.

Esta ola de relajación sigue su camino, ascendiendo por tu abdomen y tu pecho, envolviendo tu corazón y pulmones en una sensación de tranquilidad profunda. A medida que esta ola sigue su curso, llega a tus hombros, brazos y manos, liberando cualquier tensión acumulada. Tus manos se sienten pesadas y relajadas, como si estuvieran flotando en un mar de serenidad.

Ahora, la ola de relajación llega a tu cuello y cabeza. Siente cómo tu mandíbula se relaja, tus mejillas se suavizan y tus párpados se vuelven pesados. Toda tu cabeza está envuelta en una burbuja de paz y tranquilidad.

Permite que esta ola de relajación profundice aún más. Cada respiración te lleva más y más profundo en un estado de serenidad. Siente cómo cada parte de tu cuerpo se sumerge en una calma profunda, como si estuvieras flotando en un océano de paz.

Mientras estás en este estado de profunda relajación, permíteme hablar directamente a tu mente subconsciente. Eres capaz de liberar los traumas del pasado y encontrar una vida de paz y bienestar. Cada día, te sientes más en control, más consciente de tus necesidades y más capaz de cuidarte a ti mismo de manera amorosa y compasiva.

Imagina ahora una puerta delante de ti. Esta puerta lleva a un espacio de sanación y liberación. Al abrirla, te sientes inundado por una sensación de paz y seguridad. En este espacio, te espera una vida libre de traumas. Cruza esta puerta y siente cómo, al otro lado, te envuelve un abrazo de serenidad y sanación.

Cada día, cuando te enfrentas a los recuerdos y emociones difíciles, te ves cruzando esta puerta. Sientes cómo tu mente se calma y tu cuerpo se relaja, preparándote para una vida libre de traumas. Despertarás cada mañana sintiéndote más fuerte, más equilibrado y listo para cuidar de ti mismo.

Visualiza ahora una luz suave y cálida que te envuelve, llenándote de tranquilidad y calma. Esta luz te protege y te cuida mientras trabajas en liberar tus traumas. Siente cómo esta luz disuelve cualquier preocupación o miedo, dejándote en un estado de completa paz.

Para reforzar esta sensación de calma y sanación, vamos a crear un anclaje. Quiero que pienses en una palabra o frase que te inspire fuerza y tranquilidad. Puede ser algo como "paz interior", "sanación profunda", o cualquier otra palabra o frase que resuene contigo.

Ahora, imagina que estás repitiendo esta palabra o frase en tu mente mientras sientes la ola de relajación que envuelve tu cuerpo. Siente cómo cada vez que repites esta palabra o frase, tu cuerpo y mente se llenan de una sensación de calma y sanación.

Cada vez que te encuentres en una situación desafiante o sientas la presencia de tus traumas, repite esta palabra o frase en tu mente. Permite que esta palabra o frase te conecte con este estado de paz y sanación, recordándote tu fuerza y tu capacidad para liberarte.

Cada día, cuando te enfrentas a los recuerdos y emociones difíciles, tu cuerpo y mente saben que es el momento de cuidarte y protegerte. Imagina que estás envuelto en una manta de paz y serenidad, que te acoge y te protege durante todo el proceso de liberación.

Recuerda que tienes el poder y la capacidad para superar tus traumas. Permítete disfrutar de este proceso, sabiendo que estás trabajando hacia una vida de paz y bienestar.

Ahora, lentamente comenzaremos a regresar a la consciencia plena. No hay prisa, tómate tu tiempo. A medida que cuento de uno a cinco, sentirás que tu energía vuelve, y cuando llegue a cinco, abrirás los ojos sintiéndote completamente despierto y revitalizado.

Uno... comienza a sentir tu cuerpo nuevamente, moviendo ligeramente tus dedos de las manos y los pies.

Dos... siente la energía recorriendo tus brazos y piernas, volviendo lentamente.

Tres... tu respiración se vuelve más profunda, más energizante.

Cuatro... tu mente se aclara, sientes una sensación de bienestar y renovación.

Cinco... abre los ojos cuando estés listo, sintiéndote completamente despierto, descansado y en paz.

Recuerda que este estado de calma y serenidad está siempre disponible para ti. Cada vez que necesites relajarte y trabajar en liberar tus traumas, puedes volver a este lugar, a estas sensaciones. Permítete llevar contigo esta sensación de paz y tranquilidad a lo largo del día, sabiendo que puedes acceder a ella cuando lo necesites.

Recuerda también utilizar tu palabra o frase ancla cuando necesites conectar con este estado de calma y sanación. Esta palabra o frase es tu herramienta para mantenerte fuerte y en paz, recordándote siempre tu capacidad para superar y sanar.

• • • • • • •

La hipnoterapia para el tratamiento de traumas y PTSD ofrece una variedad de técnicas efectivas que pueden proporcionar alivio significativo y mejorar la calidad de vida de los pacientes. Desde la desensibilización sistemática y el reprocesamiento adaptativo hasta la visualización y el anclaje, estas herramientas permiten a los pacientes encontrar alivio y promover su bienestar integral.

Capítulo 23

Hipnosis para el Desempeño y el Logro de Metas

La hipnoterapia es una herramienta poderosa no solo para el tratamiento de condiciones médicas y psicológicas, sino también para mejorar el desempeño y el logro de metas. Tanto en el ámbito deportivo como en el profesional, la hipnosis puede ayudar a las personas a alcanzar su máximo potencial.

Técnicas para Mejorar la Motivación y la Confianza

La motivación y la confianza son componentes esenciales para el éxito en cualquier ámbito. La hipnoterapia puede ayudar a fortalecer estos aspectos, permitiendo a las personas superar obstáculos y alcanzar sus objetivos.

1. Reestructuración Cognitiva Positiva:

La reestructuración cognitiva implica cambiar los patrones de pensamiento negativos o limitantes por otros más positivos y constructivos. Bajo hipnosis, se puede guiar al paciente a identificar estos pensamientos y reemplazarlos con afirmaciones de autoconfianza y motivación.

- Ejemplo: Transformar pensamientos como "No soy capaz de lograrlo" en "Tengo las habilidades y la determinación necesarias para alcanzar mis metas."

2. Visualización del Éxito:

La visualización es una técnica poderosa para mejorar la motivación y la confianza. Los pacientes son guiados a imaginarse a sí mismos alcanzando sus metas, experimentando las emociones positivas asociadas con el éxito.

- Ejemplo: Visualizarse dando una presentación exitosa, recibiendo elogios y sintiéndose orgulloso de su desempeño.

3. Técnica de Anclaje para la Confianza:
El anclaje implica asociar una sensación de confianza con un estímulo específico, como un gesto o una palabra. Esta ancla puede ser utilizada por el paciente en momentos de necesidad para evocar la sensación de confianza.

- Ejemplo: Presionar suavemente el pulgar y el dedo índice juntos mientras se repite una afirmación positiva como "Estoy seguro de mí mismo."

4. Sugestiones Hipnóticas Directas e Indirectas:
Las sugestiones hipnóticas pueden ser utilizadas para reforzar la motivación y la confianza del paciente. Estas sugestiones pueden ser directas ("Te sientes seguro y capaz") o indirectas, utilizando metáforas y visualizaciones para influir en el inconsciente.

Hipnosis en el Deporte y el Rendimiento Profesional

El deporte y el rendimiento profesional requieren no solo habilidades físicas y técnicas, sino también una mentalidad fuerte y resiliente. La hipnosis puede ayudar a los atletas y profesionales a mejorar su desempeño y alcanzar su máximo potencial.

1. Mejorar el Enfoque y la Concentración:
La hipnosis puede ayudar a los atletas y profesionales a mejorar su enfoque y concentración, permitiéndoles rendir al máximo en situaciones de alta presión.

- Ejemplo: Guiar al paciente a visualizarse completamente concentrado durante una competencia o una presentación, bloqueando cualquier distracción.

2. Reducción del Estrés y la Ansiedad:
El estrés y la ansiedad pueden afectar negativamente el desempeño. La hipnosis induce un estado de relajación profunda, ayudando a los pacientes a manejar el estrés y mantener la calma bajo presión.

- Ejemplo: Utilizar técnicas de relajación progresiva y visualización de un lugar tranquilo para reducir la ansiedad antes de una competencia o evento importante.

3. Aumento de la Resiliencia Mental:

La resiliencia mental es crucial para enfrentar desafíos y recuperarse de los contratiempos. La hipnoterapia puede fortalecer la resiliencia mental, ayudando a los pacientes a mantenerse motivados y enfocados en sus objetivos.

- Ejemplo: Guiar al paciente a recordar momentos de éxito pasado y utilizar esos recuerdos como fuente de fortaleza y motivación.

4. Técnica de Visualización de la Práctica Perfecta:

La visualización de la práctica perfecta implica imaginarse realizando una tarea o deporte con precisión y éxito. Esta técnica puede mejorar la confianza y la capacidad de ejecución del paciente.

- Ejemplo: Visualizarse haciendo un tiro perfecto en baloncesto o completando una tarea profesional con precisión y éxito.

Hipnosis para el Logro de Metas

El logro de metas es un proceso que requiere claridad, enfoque y persistencia. La hipnoterapia puede ayudar a los pacientes a definir sus metas y a desarrollar las habilidades y la mentalidad necesarias para alcanzarlas.

1. Definición Clara de Metas:

La hipnosis puede ayudar a los pacientes a definir sus metas de manera clara y específica, estableciendo objetivos SMART (específicos, medibles, alcanzables, relevantes y limitados en el tiempo).

- Ejemplo: Guiar al paciente a definir una meta específica, como "Quiero aumentar mis ventas en un 20% en los próximos seis meses."

2. Visualización del Camino al Éxito:

Además de visualizar el éxito final, es útil visualizar el camino hacia el logro de la meta. Esto incluye los pasos necesarios y la superación de posibles obstáculos.

- Ejemplo: Imaginarse planificando y ejecutando estrategias de ventas efectivas, superando desafíos y alcanzando el objetivo de aumento de ventas.

3. Técnicas de Reforzamiento Positivo:

El reforzamiento positivo implica utilizar afirmaciones y sugestiones para reforzar el progreso hacia la meta. Bajo hipnosis, se pueden utilizar afirmaciones que refuercen la confianza y la determinación del paciente.

- Ejemplo: Repetir afirmaciones como "Cada día estoy más cerca de alcanzar mi meta" durante las sesiones de hipnosis.

4. Técnica de Anclaje para la Persistencia:

El anclaje puede ser utilizado para mantener la persistencia y la motivación a lo largo del proceso de alcanzar una meta. Un ancla asociada con una sensación de determinación y enfoque puede ser activada en momentos de duda o desánimo.

- Ejemplo: Presionar suavemente el pulgar y el dedo índice juntos mientras se repite una afirmación como "Soy persistente y enfocado en mis metas."

Hipnosis Guiada para el Desempeño y el Logro de Metas

A continuación, se presenta un guión de hipnosis guiada diseñado para mejorar el desempeño y facilitar el logro de metas. Este guión puede ser utilizado por terapeutas con sus pacientes para promover la motivación, la confianza y la claridad de objetivos.

• • • • • • •

Estoy aquí para acompañarte en un viaje hacia el fortalecimiento de tu desempeño y la consecución de tus metas. Permíteme guiarte en este momento de relajación y enfoque. Encuentra un lugar cómodo donde puedas acostarte y cerrar los ojos. Asegúrate de estar en un ambiente tranquilo y seguro, sin distracciones, donde puedas dedicar este tiempo solo para ti.

Empieza por tomar una respiración profunda. Inhala lentamente por la nariz, sintiendo cómo el aire llena tus pulmones y tu abdomen se expande. Siente cómo este aire fresco y puro llena cada rincón de tu cuerpo, trayendo consigo una sensación de calma y concentración. Aguanta el aire un momento... y ahora, exhala suavemente por la boca, soltando toda tensión y preocupaciones del día. Repite este proceso dos veces más, cada vez más lentamente, cada vez más profundamente.

Siente cómo, con cada exhalación, tu cuerpo se vuelve más denso y relajado. Imagina que el estrés y las tensiones se disuelven con cada salida de aire, dejándote más tranquilo y enfocado. Permítete disfrutar de este momento de calma, dejando que cada respiración te lleve más y más profundo en un estado de relajación.

Ahora, quiero que te imagines en un lugar que te inspire concentración y energía. Tal vez sea una sala tranquila y ordenada, con una luz suave y cálida que ilumina tu espacio de trabajo. Siente la comodidad de tu asiento, la firmeza del escritorio, y la sensación de estar en un lugar preparado para la productividad.

O quizás prefieres un entorno natural, como una montaña majestuosa, donde puedes ver claramente el camino hacia la cima. Imagina el aire fresco y limpio, la vista impresionante del paisaje a tu alrededor, y la sensación de estar en un lugar donde puedes alcanzar nuevas alturas. Escoge tu lugar especial y permite que tu mente se sumerja en este entorno.

Mira a tu alrededor y nota cada detalle. La luz del sol filtrándose a través de las hojas, el color del cielo, los sonidos que te rodean. Siente la textura de la superficie sobre la que estás recostado. Este es tu refugio, un espacio donde te sientes completamente seguro y enfocado. Deja que cada detalle de este lugar te envuelva, absorbiendo su energía y claridad.

Mientras estás en este estado de profunda relajación, permíteme hablar directamente a tu mente subconsciente. Eres capaz de alcanzar tus metas y mejorar tu desempeño. Cada día, te sientes más en control, más consciente de tus objetivos y más capaz de trabajar hacia ellos con determinación y claridad.

Imagina ahora una puerta delante de ti. Esta puerta lleva a un espacio de éxito y logros. Al abrirla, te sientes inundado por una sensación de confianza y motivación. En este espacio, te espera una vida de logros y metas alcanzadas. Cruza esta puerta y siente cómo, al otro lado, te envuelve un abrazo de energía y determinación.

Cada día, cuando te enfrentas a tus tareas y objetivos, te ves cruzando esta puerta. Sientes cómo tu mente se calma y tu cuerpo se energiza, preparándote para un día de logros y éxito. Despertarás cada mañana sintiéndote más fuerte, más enfocado y listo para alcanzar tus metas.

Visualiza ahora una luz suave y cálida que te envuelve, llenándote de claridad y motivación. Esta luz te protege y te guía mientras trabajas en alcanzar tus metas. Siente cómo esta luz disuelve cualquier duda o miedo, dejándote en un estado de completa confianza y enfoque.

Para reforzar esta sensación de claridad y motivación, vamos a crear un anclaje. Quiero que pienses en una palabra o frase que te inspire fuerza y determinación. Puede ser algo como "éxito", "claridad", o cualquier otra palabra o frase que resuene contigo.

Ahora, imagina que estás repitiendo esta palabra o frase en tu mente mientras sientes la ola de energía que envuelve tu cuerpo. Siente cómo cada vez que repites esta palabra o frase, tu cuerpo y mente se llenan de una sensación de claridad y determinación.

Cada vez que te encuentres en una situación desafiante o necesites un impulso de motivación, repite esta palabra o frase en tu mente. Permite que esta palabra o frase te conecte con este estado de energía y enfoque, recordándote tu fuerza y tu capacidad para alcanzar tus metas.

Recuerda que tienes el poder y la capacidad para mejorar tu desempeño y alcanzar tus metas. Permítete disfrutar de este proceso, sabiendo que estás trabajando hacia una vida de logros y éxito.

Ahora, lentamente comenzaremos a regresar a la consciencia plena. No hay prisa, tómate tu tiempo. A medida que cuente de uno a cinco, sentirás que tu energía vuelve, y cuando llegue a cinco, abrirás los ojos sintiéndote completamente despierto y revitalizado.

Uno... comienza a sentir tu cuerpo nuevamente, moviendo ligeramente tus dedos de las manos y los pies.

Dos... siente la energía recorriendo tus brazos y piernas, volviendo lentamente.

Tres... tu respiración se vuelve más profunda, más energizante.

Cuatro... tu mente se aclara, sientes una sensación de bienestar y renovación.

Cinco... abre los ojos cuando estés listo, sintiéndote completamente despierto, descansado y en paz.

Recuerda que este estado de calma y claridad está siempre disponible para ti. Cada vez que necesites relajarte y trabajar en alcanzar tus metas, puedes volver a este lugar, a estas sensaciones. Permítete llevar contigo esta sensación de claridad y determinación a lo largo del día, sabiendo que puedes acceder a ella cuando lo necesites.

Recuerda también utilizar tu palabra o frase ancla cuando necesites conectar con este estado de claridad y motivación. Esta palabra o frase es tu herramienta para mantenerte fuerte y enfocado, recordándote siempre tu capacidad para alcanzar tus metas y mejorar tu desempeño.

●●●●●●●

La hipnoterapia para el desempeño y el logro de metas ofrece una variedad de técnicas efectivas que pueden proporcionar un impulso significativo en la motivación y la confianza de los pacientes. Desde la reestructuración cognitiva y la visualización positiva hasta el anclaje y las técnicas de relajación, estas herramientas permiten a los pacientes encontrar alivio y promover su bienestar integral.

Capítulo 24
Ética y Profesionalismo en Hipnoterapia

La ética y el profesionalismo son los pilares sobre los cuales se sostiene cualquier práctica terapéutica efectiva y respetable. En el ámbito de la hipnoterapia, estos principios no solo garantizan el bienestar de los pacientes, sino que también fortalecen la credibilidad y la integridad de los profesionales. En este capítulo, exploraremos el código de ética para hipnoterapeutas, así como las consideraciones legales y de confidencialidad que deben tener en cuenta para ejercer su profesión de manera responsable y ética.

Código de Ética para Hipnoterapeutas

El código de ética establece los principios fundamentales y las normas de conducta que deben seguir los hipnoterapeutas en su práctica. Estos principios son esenciales para garantizar la seguridad, la eficacia y la integridad del tratamiento hipnoterapéutico.

1. Respeto por la Dignidad y los Derechos del Paciente:
Los hipnoterapeutas deben tratar a todos los pacientes con respeto, valorando su dignidad, autonomía e individualidad. Esto incluye respetar sus decisiones, creencias y derechos a recibir un tratamiento ético y profesional.

2. Competencia Profesional:
Los hipnoterapeutas deben mantener un alto nivel de competencia en su campo. Esto implica una formación continua y la actualización de sus habilidades y conocimientos. Además, deben reconocer los límites de su competencia y derivar a otros profesionales cuando sea necesario.

3. Integridad y Honestidad:
La integridad debe ser central en la práctica de la hipnoterapia. Los terapeutas deben ser honestos en sus interacciones con los pacientes y colegas, y evitar cualquier situación que pueda llevar a conflictos de interés. La transparencia en el proceso terapéutico y en los límites de la práctica es esencial para construir una relación de confianza.

4. Responsabilidad y Confianza:

Los hipnoterapeutas tienen la responsabilidad de proteger el bienestar de sus pacientes. Esto incluye el uso de la hipnosis de manera segura y apropiada, y la toma de decisiones éticas en la planificación e implementación del tratamiento. Deben actuar en el mejor interés del paciente en todo momento.

5. Confidencialidad:

La confidencialidad es crucial en la relación terapéutica. Los hipnoterapeutas deben proteger la información privada de sus pacientes, salvo en casos donde la ley exija lo contrario o el paciente dé su consentimiento para compartir dicha información. La protección de la confidencialidad es fundamental para mantener la confianza del paciente.

6. Beneficencia y No Maleficencia:

Los hipnoterapeutas deben actuar en beneficio de sus pacientes, buscando maximizar los beneficios terapéuticos y minimizar cualquier daño potencial. La práctica de la hipnoterapia debe basarse en la premisa de hacer el bien y evitar causar daño.

7. Justicia y Equidad:

Los hipnoterapeutas deben tratar a todos los pacientes de manera justa y equitativa, sin discriminación basada en raza, género, orientación sexual, religión, estado socioeconómico u otras características personales. La equidad en el tratamiento es esencial para una práctica ética y profesional.

Consideraciones Legales y de Confidencialidad

Además del código de ética, los hipnoterapeutas deben estar conscientes de las consideraciones legales y de confidencialidad asociadas con su práctica.

1. Consentimiento Informado:

Es fundamental obtener el consentimiento informado de los pacientes antes de iniciar el tratamiento. Esto incluye explicar los métodos de hipnoterapia, los beneficios esperados, los riesgos potenciales y cualquier alternativa disponible. El paciente debe entender completamente el proceso y dar su consentimiento de manera voluntaria.

2. Privacidad y Confidencialidad:

Los hipnoterapeutas deben cumplir con las leyes y regulaciones locales sobre privacidad y confidencialidad de datos. Deben asegurarse de que los registros de los pacientes estén seguros y solo sean accesibles para personas autorizadas. La protección de la privacidad del paciente es esencial para mantener su confianza y seguridad.

3. Registros y Documentación:

La documentación precisa y detallada de las sesiones de hipnoterapia es esencial. Los registros deben incluir información sobre el consentimiento informado, las sesiones de tratamiento, los progresos del paciente y cualquier incidente relevante. La documentación adecuada no solo protege al paciente, sino que también sirve como una herramienta valiosa para el seguimiento y evaluación del tratamiento.

4. Relaciones con los Pacientes:

Los hipnoterapeutas deben mantener relaciones profesionales con los pacientes y evitar involucrarse en relaciones personales que puedan influir en su objetividad y profesionalismo. La claridad en los límites profesionales es fundamental para mantener una relación terapéutica ética y efectiva.

5. Leyes y Normas Profesionales:

Es importante que los hipnoterapeutas conozcan y cumplan con las leyes y normas profesionales aplicables en su área de práctica. Esto puede incluir regulaciones específicas sobre la práctica de la hipnoterapia y cualquier requisito de licencia o certificación. El cumplimiento de estas normativas es esencial para una práctica legal y profesional.

6. Responsabilidad Legal:

Los hipnoterapeutas deben ser conscientes de su responsabilidad legal en caso de negligencia o mala práctica. Esto incluye comprender las implicaciones legales de su trabajo y tomar medidas para proteger tanto a sus pacientes como a sí mismos.

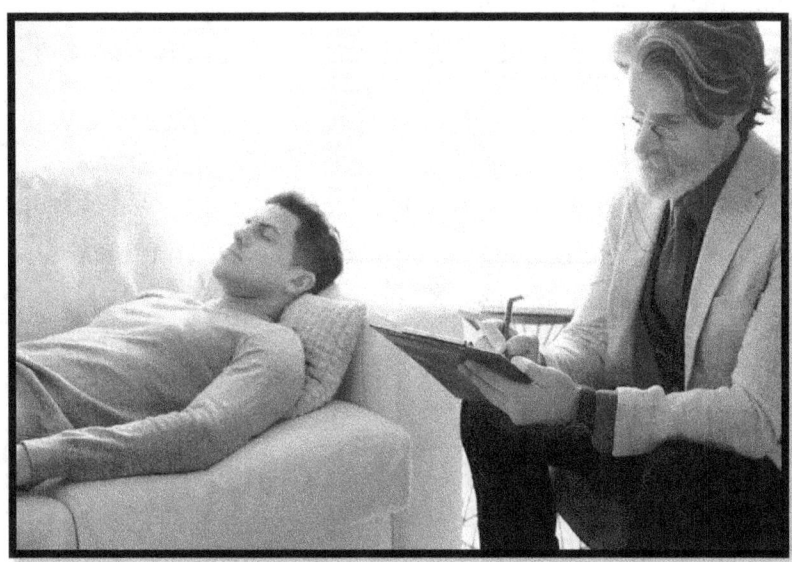

Conclusiones

Al concluir este viaje a través de "Hipnoterapia: Certificación para Terapeutas Holísticos," es importante reflexionar sobre el camino que hemos recorrido juntos. La hipnoterapia es una disciplina que no solo se enfoca en aliviar síntomas o resolver problemas inmediatos, sino que también se compromete a promover el bienestar integral y la evolución personal de los pacientes.

El camino del hipnoterapeuta holístico es uno de dedicación y aprendizaje continuo. Es una trayectoria que exige no solo un profundo conocimiento técnico, sino también una empatía y comprensión genuinas hacia aquellos que buscan nuestra ayuda. Ser un terapeuta holístico implica reconocer y honrar la conexión entre la mente, el cuerpo y el espíritu, y entender que la sanación verdadera va más allá del alivio físico o mental.

Como terapeutas, somos guías en un proceso de autodescubrimiento y transformación. Cada paciente que recibimos es un individuo único, con su propio conjunto de experiencias, desafíos y aspiraciones. Nuestro papel es acompañarlos en su viaje, proporcionando las herramientas y el apoyo necesarios para que puedan alcanzar un estado de equilibrio y bienestar.

A lo largo de este libro, hemos explorado diversas técnicas y enfoques que nos permiten abordar una amplia gama de problemas y condiciones. Desde la reducción del estrés y la ansiedad hasta la mejora del desempeño y el tratamiento de traumas, la hipnoterapia nos ofrece un conjunto poderoso de herramientas para ayudar a nuestros pacientes a vivir vidas más plenas y saludables.

Quisiera ofrecerte un diploma de finalización, que podrás obtener escribiendo a holosartsproject@gmail.com Como explicaba, dicho diploma está otorgado por el Centro de Terapias Alternativas Sendero Místico de la Ciudad de México, y the International Guild of Complementary Therapists, de Londres, del cual soy miembro y proveedora autorizada de cursos.

El aprendizaje en el campo de la hipnoterapia nunca se detiene. La ciencia y la práctica de la hipnosis están en constante evolución, y es vital que como profesionales mantengamos una actitud de curiosidad y apertura hacia el conocimiento nuevo. La formación continua, la asistencia a talleres y conferencias, y la lectura de literatura actualizada son esenciales para mantenerse al día con los últimos desarrollos y técnicas.

Más allá del aprendizaje técnico, es fundamental cultivar nuestra propia conciencia y crecimiento personal. La meditación, la autohipnosis y otras prácticas de autoexploración pueden enriquecernos y fortalecernos como terapeutas. Al cuidarnos a nosotros mismos, podemos ofrecer un apoyo más auténtico y efectivo a nuestros pacientes.

Este libro es el resultado de la colaboración, el apoyo y la inspiración de muchas personas. Agradezco profundamente a mis colegas y mentores, quienes han compartido su sabiduría y experiencia, enriqueciendo mi comprensión y práctica de la hipnoterapia. Su generosidad y conocimiento han sido invaluables en la creación de este manual.

A mis pacientes, que me han confiado sus historias y me han permitido ser parte de su viaje de sanación, les expreso mi más sincero agradecimiento. Sus experiencias y logros son una fuente constante de inspiración y me recuerdan la importancia y el impacto de nuestro trabajo.

A mi esposo, por su amor incondicional y apoyo continuo, sin el cual este proyecto no habría sido posible. Su paciencia y aliento han sido fundamentales en cada etapa de este proceso.

Dedico este libro a todos los hipnoterapeutas, presentes y futuros, que se esfuerzan por hacer del mundo un lugar mejor a través de su trabajo. Que encuentren en estas páginas las herramientas y la inspiración necesarias para continuar su viaje con integridad y pasión. Que cada uno de ustedes siga aprendiendo, creciendo y tocando vidas de manera significativa y transformadora.

En conclusión, la hipnoterapia es más que una técnica; es una forma de vida y una herramienta poderosa para el cambio y el crecimiento. Al seguir este camino, recordemos siempre la importancia de la empatía, la curiosidad y el compromiso con la excelencia. Juntos, podemos ayudar a crear un mundo más saludable, equilibrado y consciente.

Gracias por acompañarme en este viaje. Que este libro sirva como una guía y una fuente de inspiración en tu práctica y en tu vida.

Sinceramente,
Dra. Isis Estrada
Junio del 2024.

BIBLIOGRAFÍA RESUMIDA:

1. Araoz, D. L. (1985). The New Hypnosis. Brunner/Mazel.
2. Brown, D., & Fromm, E. (1986). Hypnotherapy and Hypnoanalysis. Lawrence Erlbaum Associates.
3. Elman, D. (1964). Hypnotherapy. Westwood Publishing Company.
4. Erickson, M. H., Rossi, E. L., & Rossi, S. I. (1976). Hypnotic Realities. Irvington Publishers.
5. Hammond, D. C. (1990). Handbook of Hypnotic Suggestions and Metaphors. W. W. Norton & Company.
6. Heap, M., & Aravind, K. K. (2002). Hartland's Medical and Dental Hypnosis. Churchill Livingstone.
7. Kroger, W. S. (2008). Clinical and Experimental Hypnosis. Lippincott Williams & Wilkins.
8. Rossi, E. L. (1993). The Psychobiology of Mind-Body Healing. W. W. Norton & Company.
9. Yapko, M. D. (2012). Trancework: An Introduction to the Practice of Clinical Hypnosis. Routledge.
10. Zeig, J. K., & Munion, M. (1999). Milton H. Erickson, M.D.: An American Healer.Zeig, Tucker & Theisen.

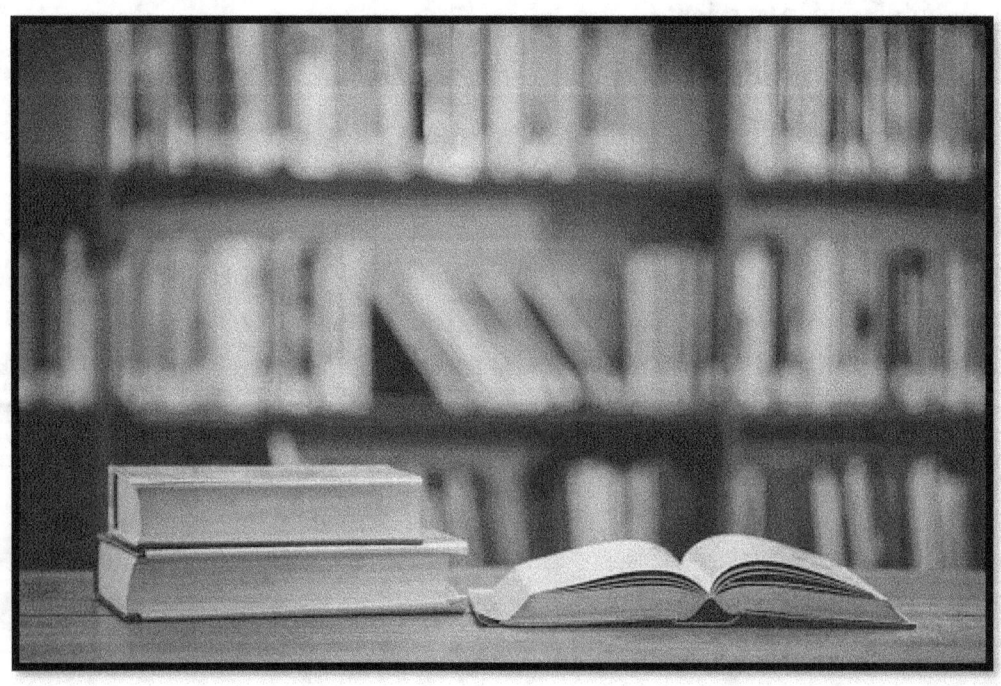

SOBRE LA EDITORIAL:

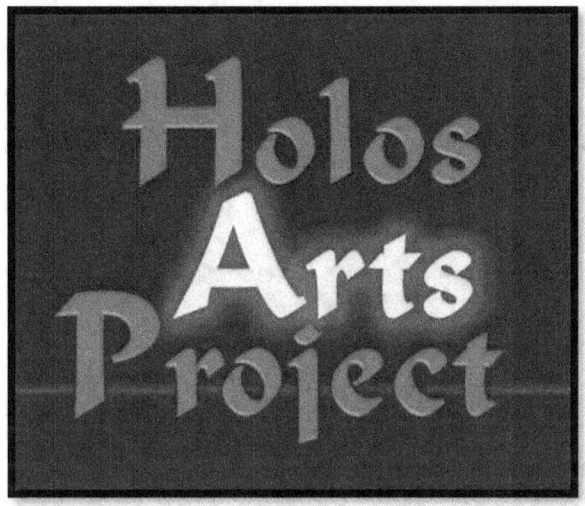

En Holos Arts Project estamos agradecidos por tu lectura del presente libro. Si el contenido te ha dejado satisfecho, puedes regalarnos una calificación en el sitio web de Amazon. Te invitamos a seguir en contacto con nosotros, a través de nuestra página de internet para que tengas conocimiento de las últimas novedades.

https://www.holosartsproject.com
https://centrodeterapiasalternativas.weebly.com/

Redes Sociales
Facebook, perfil oficial: Holos Arts
Facebook, página oficial: Holos Arts Project
Instagram: HolosArts
Youtube: Holos Arts Project
Correo electrónico: holosartsproject@gmail.com

SOBRE LA AUTORA

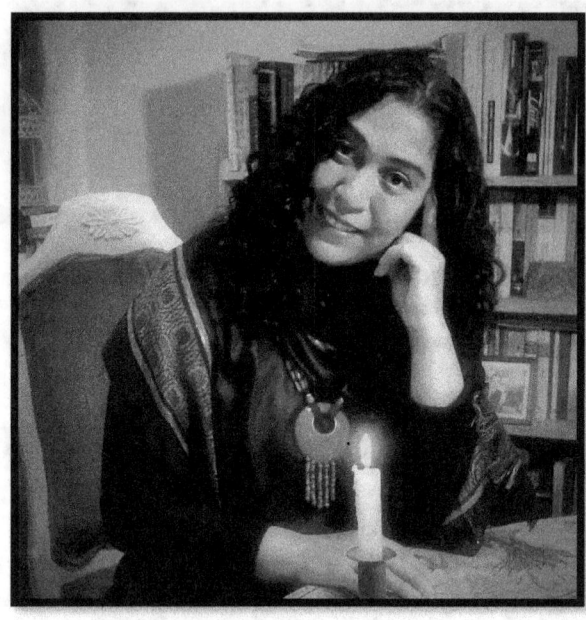

ISIS ESTRADA

La terapeuta Isis Estrada, es maestra en psicología, graduada de University of Minnesota E.U.A. y la Universidad Antonio de Nebrija, de España. Por varias décadas ha sido catedrática en varias universidades de su país natal, México; es también autora best-seller de diversos libros relacionados con las terapias alternativas y el misticismo, y en la actualidad es directora del Centro de Terapias Alternativas "Sendero Místico", de la Ciudad de México. Es también miembro de "The International Guild of Complementary Therapists", de Londres Inglaterra.

OTROS LIBROS DE ISIS ESTRADA

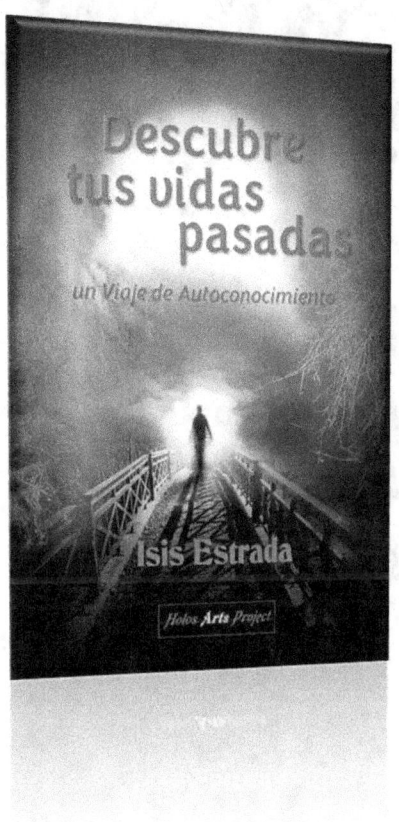

DESCUBRE TUS VIDAS PASADAS:
Un viaje de Autoconocimiento

Esta publicación no es solo una obra teórica, sino también una invitación a la práctica. Cada capítulo contiene ejercicios, meditaciones guiadas y preguntas de reflexión que te ayudarán a profundizar en el estudio de tus vidas pasadas.

Adquiérelo en Amazon, en sus versiones impreso o digital:

https://www.amazon.com/dp/B0CGKW9313?asin=B0CGKW9313&revisionId=c6cded37&format=1&depth=1

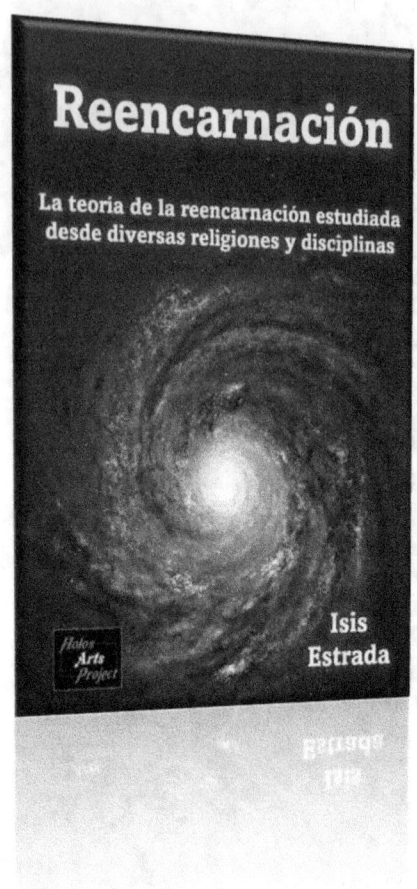

REENCARNACIÓN:
La teoría de la reencarnación estudiada desde diversas religiones y disciplinas

A través de varios capítulos, el lector podrá conocer los orígenes, las interpretaciones y las implicaciones de la creencia en la reencarnación, para la aplicación en su propio bienestar mental, emocional y espiritual.

Adquiérelo en Amazon, en sus versiones impreso o digital:

https://www.amazon.com/dp/B0CNWT6654

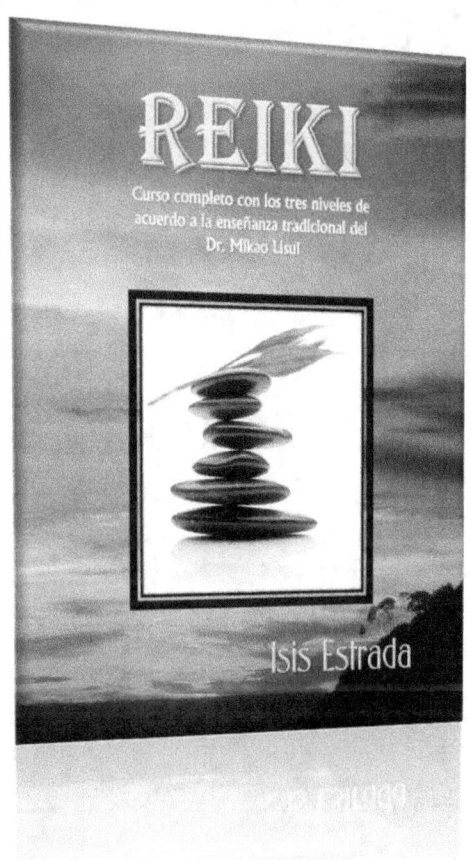

Reiki: Curso Completo con los tres niveles, de acuerdo a la enseñanza tradicional del Dr. Mikao Usui

Curso completo que sigue las enseñanzas tradicionales del Dr. Mikao Usui, descubridor de la utilización de la energía universal para la sanación. La psicóloga Isis Estrada, ha compilado el presente manual a manera de un curso completo, que incluye las sintonizaciones y el temario de toda la sabiduría Reiki, de los niveles principiante, practicante y maestro.

Adquiérelo en Amazon, en sus versiones impreso o digital:

https://www.amazon.com/-/es/Isis-Estrada/dp/1980280843/

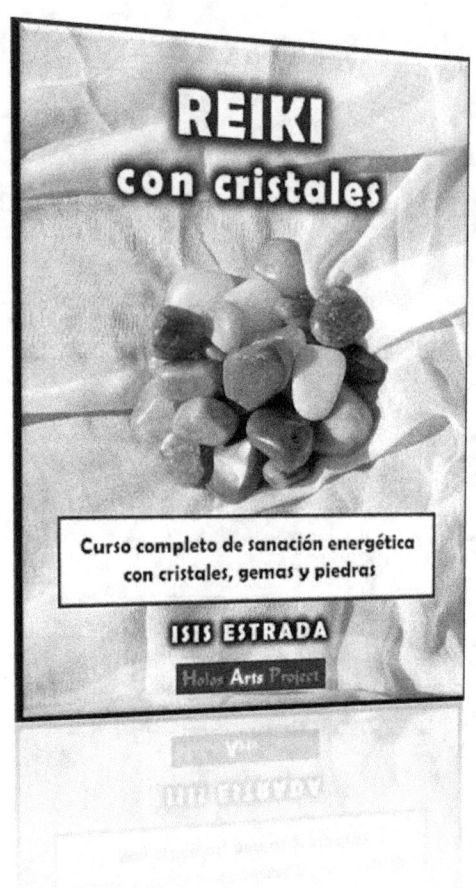

Reiki con Cristales:
Curso completo de sanación energética con cristales, gemas y piedras.

Un libro que progresa desde los fundamentos, hasta las técnicas avanzadas en la aplicación de las propiedades de los cristales, en las sesiones de curación del Reiki. El libro incluye la sintonización, así como un diploma acreditativo de maestro de Reiki. Nota del editor: el libro impreso contiene más de 30 imágenes en blanco y negro, y diagramas explicativos; mientras que la versión Kindle lleva las imágenes a color.

Adquiérelo en Amazon, en sus versiones impreso o digital:

https://www.amazon.com/-/es/Isis-Estrada/dp/B08FP9XK6S/

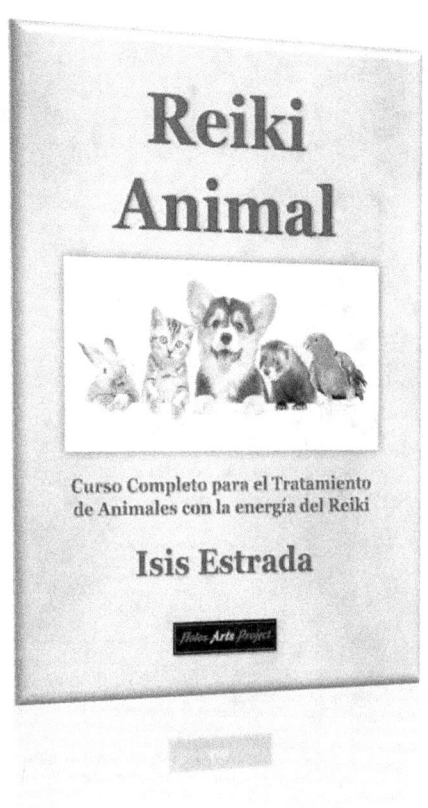

Reiki Animal:
Curso completo para el Tratamiento de Animales con la energía del Reiki

Un libro dedicado a aprender la técnica para poder tener a nuestras mascotas sanas con la energía universal del Reiki. El libro incluye la sintonización, así como un diploma acreditativo de maestro de Reiki.

Adquiérelo en Amazon, en sus versiones impreso o digital:

https://www.amazon.com/Reiki-Animal-Completo-Tratamiento-Animales-ebook/dp/B0C1BC1X2W

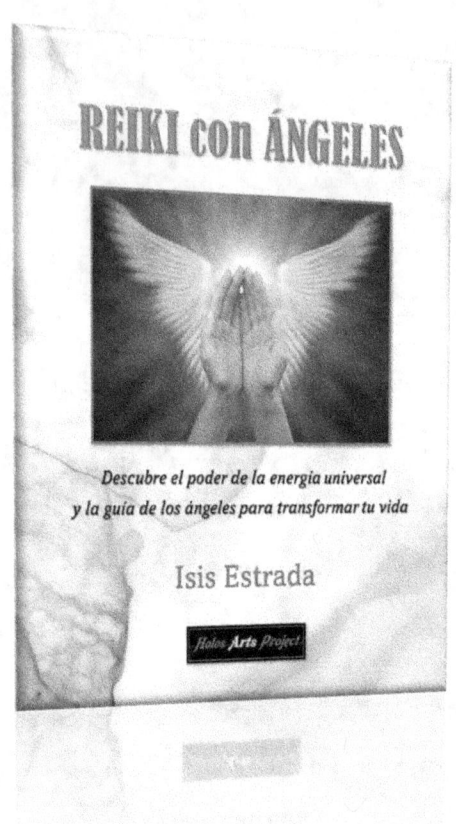

Reiki con Ángeles:

Descubre el poder de la energía universal y la guía de los ángeles para transformar tu vida

En este fascinante libro, te embarcarás en un viaje hacia la sanación, la conexión espiritual y la elevación de tu ser a través de la combinación del Reiki y la guía amorosa de los ángeles El libro incluye la sintonización, así como un diploma acreditativo de maestro de Reiki.

Adquiérelo en Amazon, en sus versiones impreso o digital:

https://www.amazon.com/Isis-Estrada-ebook/dp/B0CDY98FGK

LECTURAS RECOMENDADAS

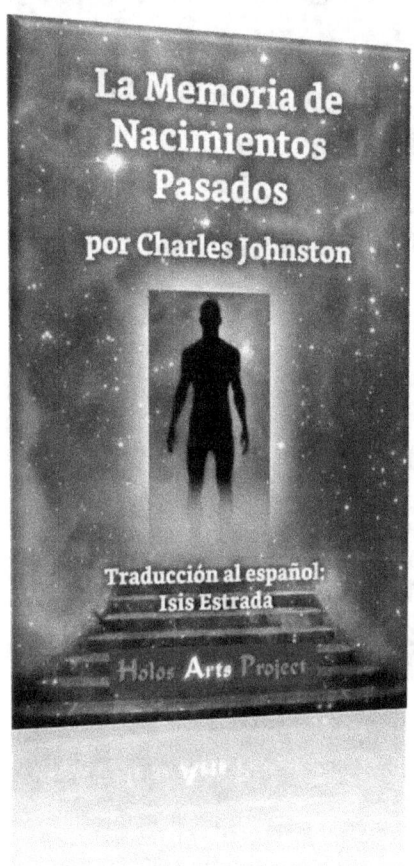

La Memoria de Nacimientos Pasados, de Charles Johnston

¿Existen las vidas pasadas? Y más importante aún: ¿Cómo recordarlas? Charles Johnston supo traer el conocimiento milenario adquirido durante sus viajes por el Oriente, y presentarlo en su propia época con mucho atino y certeza. Ahora, corresponde a nosotros no permitir que su trabajo se pierda, sobre todo cuando lleva entre sus letras una fuente inagotable de sabiduría de la que todavía estamos sedientos.

Adquiérelo en Amazon, en sus versiones impreso o digital:

https://www.amazon.com/-/es/Charles-Johnston/dp/B08CPCBSRJ/

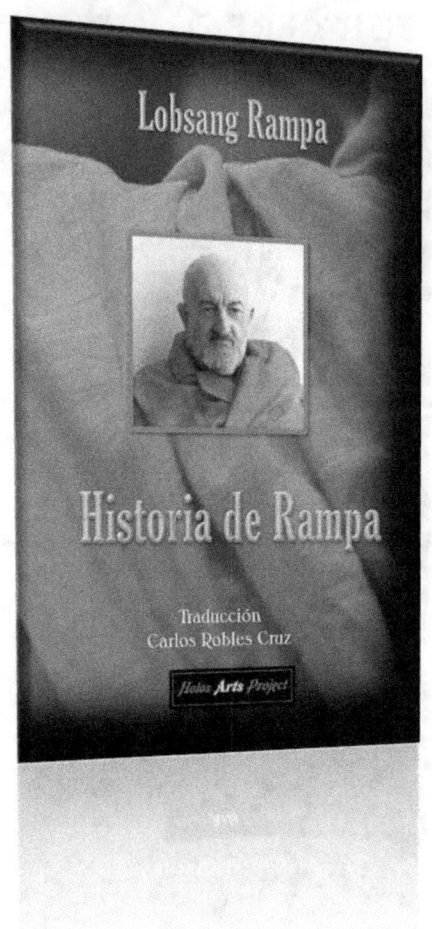

Historia de Rampa, de Lobsang Rampa

Historia de Rampa nos traslada por un recorrido emocionante de aventuras y enseñanzas en diversas épocas y lugares. Narrativa trascendente donde encontramos aspectos valiosos las enseñanzas tibetanas.

Adquiérelo en Amazon, en sus versiones impreso o digital:

https://www.amazon.com/-/es/Lobsang-Rampa/dp/B08XFFPG87/

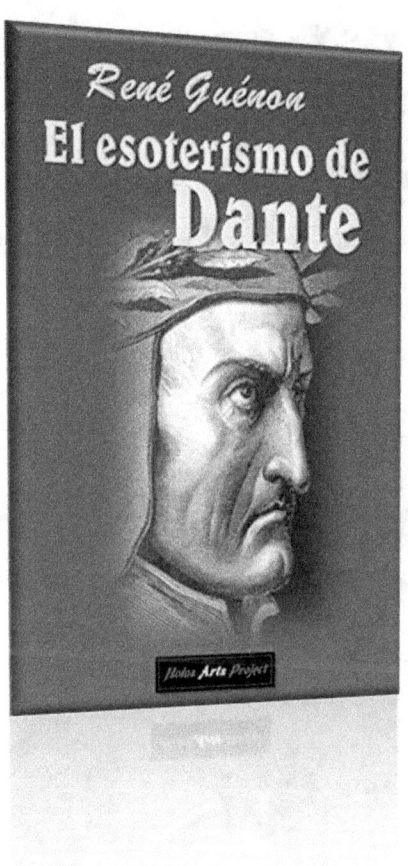

El Esoterismo de Dante, de René Guenon

Guénon nos advierte desde el inicio que la Divina Comedia puede ser interpretada en diferentes sentidos. Por un lado, tenemos el sentido puramente literario y poético; por otro, encontramos el sentido filosófico-teológico e inclusive el sentido político y social. Sin embargo, René Guénon se ocupa de su sentido iniciático y metafísico.

Adquiérelo en Amazon, en sus versiones impreso o digital:

https://www.amazon.com/-/es/Ren%C3%A9-Gu%C3%A9non-ebook/dp/B0981P5XTV

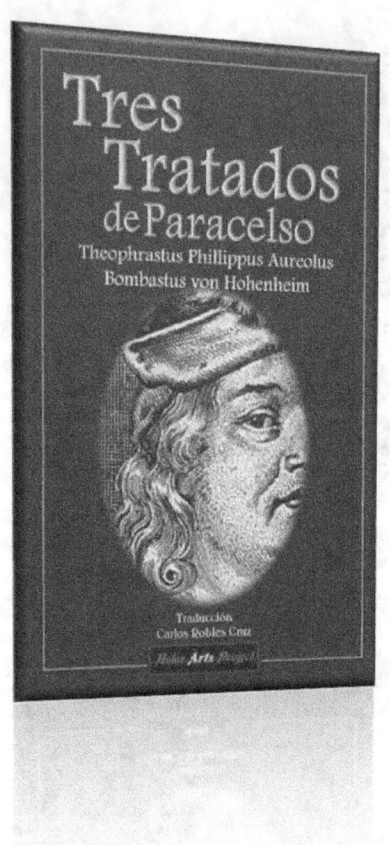

Tres Tratados de Paracelso
Traducción: Carlos Robles Cruz

Theophrastus Phillippus Aureolus Bombastus von Hohenheim, conocido como Paracelso, nació el 10 de noviembre de 1943 en Einsiedeln, Suiza. Alquimista, médico y astrólogo siempre inquieto por la investigación y la práctica destacó por sus habilidades de científico. Contribuyó con información valiosa para la alquimia y aportó remedios y medicamentos para la cura de enfermedades colocándose así, como un médico moderno adelantado a sus contemporáneos. De su extensa obra rescatamos: Tres Tratados, para ofrecerlos al lector ávido de conocimiento relacionado a la Alquimia y otros aspectos interesantes relacionados.

Adquiérelo en Amazon, en sus versiones impreso o digital:

https://www.amazon.com/-/es/Theophrastus-Phillippus-Aureolus-Bombastus-Hohenheim/dp/B095J9XTVQ/

www.ingramcontent.com/pod-product-compliance
Lightning Source LLC
Chambersburg PA
CBHW082236220526

45479CB00005B/1247